Holocausto brasileiro

Daniela Arbex

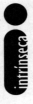

Copyright © 2019 by Daniela Arbex

REVISÃO
André Marinho
Laís Curvão

PROJETO GRÁFICO E DIAGRAMAÇÃO
Carolina Araújo | Ilustrarte Design

ARTE DE CAPA
Angelo Bottino

FOTO DE CAPA
Luiz Alfredo | Fundação Municipal de Cultura de Barbacena

CIP-BRASIL. CATALOGAÇÃO NA PUBLICAÇÃO
SINDICATO NACIONAL DOS EDITORES DE LIVROS, RJ

A694h
   Arbex, Daniela, 1973-
      Holocausto brasileiro / Daniela Arbex ; prefácio de Eliane Brum. - 1. ed. - Rio de Janeiro : Intrínseca, 2019.
      280 p. ; 23 cm.

   ISBN 978-85-510-0463-0

      1. Hospital Colônia de Barbacena. 2. Pacientes de hospitais psiquiátricos - Maus-tratos - Barbacena (MG). 3. Hospitais psiquiátricos - Barbacena (MG). 4. Crime contra a humanidade. I. Brum, Eliane. II. Título.

18-54263   CDD: 362.21098151
                                                 CDU: 364-58-058.68(815.1)

[2019]
Todos os direitos desta edição reservados à
Editora Intrínseca Ltda.
Av. das Américas, 500, bloco 12, sala 303
22640-904 – Barra da Tijuca
Rio de Janeiro – RJ
Tel./Fax: (21) 3206-7400
www.intrinseca.com.br

Este livro é dedicado a milhares de homens,
mulheres e crianças que perderam a vida
num campo de concentração chamado Colônia.

Ao meu marido, Marco,
por tornar meus sonhos possíveis.

Ao meu filho, Diego,
a melhor parte de mim.

Agradecimentos

À minha mãe, Sônia, e meu padrasto, Francisco, fortalezas em meu caminho.

Ao meu pai, José Arbex, meu adorável fã número um.

À Isabel Salomão de Campos, por me ensinar que o bem e o amor ao próximo são passaportes para a verdadeira felicidade.

Ao jornalista Lúcio Vaz, por sua generosidade.

Ao fotógrafo Roberto Fulgêncio, por quase duas décadas de parceria profissional.

Ao Juracy Neves, diretor-presidente da *Tribuna de Minas*, por ser um dos primeiros a me incentivar a escrever e por ter me dado a oportunidade de publicar no jornal esta e outras grandes histórias.

Aos jornalistas Marise Baesso, Lilian Pace, e Paulo César Magella, pela amizade, pelo apoio e pela compreensão.

À Fundação Municipal de Cultura de Barbacena (Fundac), pela cessão das fotos de Luiz Alfredo.

Ao médico Ronaldo Simões e ao fotógrafo Luiz Alfredo, por terem confiado a mim suas memórias.

Especialmente à Denise Gonçalves, por seu incomparável talento e dedicação a este projeto.

Sumário

Agradecimentos, 9
Prefácio: Os loucos somos nós, 13

O pavilhão Afonso Pena, 21
Na roda da loucura, 49
O único homem que amou o Colônia, 63
A venda de cadáveres, 75
Os meninos de Oliveira, 91
A mãe dos meninos de Barbacena, 107
A filha da menina de Oliveira, 121
Sobrevivendo ao holocausto, 135
Encontro, desencontro, reencontro, 149
A história por trás da história, 175
Turismo com Foucault, 203
A luta entre o velho e o novo, 233
Tributo às vítimas, 247
A herança do Colônia, 261

Posfácio, 271
Créditos das imagens, 279

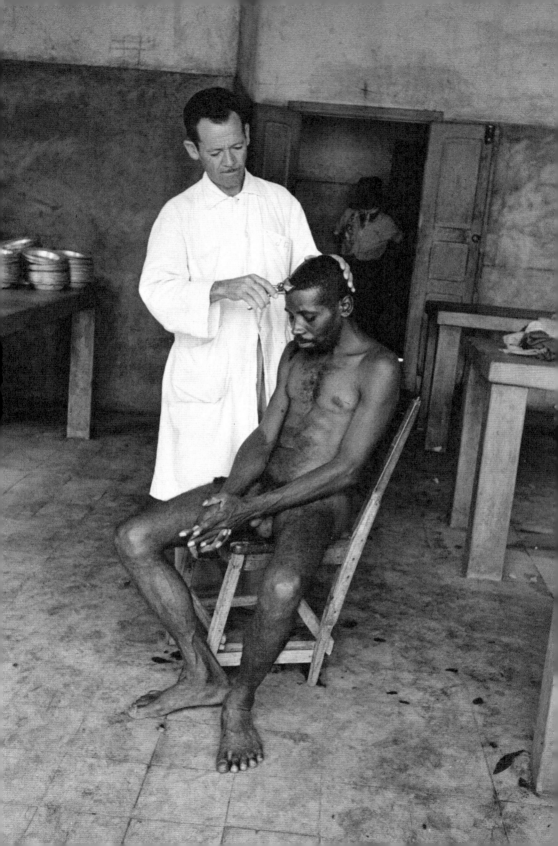

Prefácio
OS LOUCOS SOMOS NÓS

O repórter luta contra o esquecimento. Transforma em palavra o que era silêncio. Faz memória. Neste livro, Daniela Arbex devolve nome, história e identidade àqueles que, até então, eram registrados como "Ignorados de tal". Eram um não ser. Pela narrativa, eles retornam, como Maria de Jesus, internada porque se sentia triste, Antônio da Silva, porque era epilético. Ou ainda Antônio Gomes da Silva, sem diagnóstico, que ficou vinte e um dos trinta e quatro anos de internação mudo porque ninguém se lembrou de perguntar se ele falava. São sobreviventes de um holocausto que atravessou a maior parte do século XX, vivido no Colônia, como é chamado o maior hospício do Brasil, na cidade mineira de Barbacena. Como pessoas, não mais como corpos sem palavras, eles, que foram chamados de "doidos", denunciam a loucura dos "normais".

As palavras sofrem com a banalização. Quando abusadas pelo nosso despudor, são roubadas de sentido.

Holocausto é uma palavra assim. Em geral, soa como exagero quando aplicada a algo além do assassinato em massa dos judeus pelos nazistas na Segunda Guerra. Neste livro, porém, seu uso é preciso. Terrivelmente preciso. Pelo menos 60 mil pessoas morreram entre os muros do Colônia. Tinham sido, a maioria, enfiadas nos vagões de um trem, internadas à força. Quando elas chegaram ao Colônia, suas cabeças foram raspadas, e as roupas, arrancadas. Perderam o nome, foram rebatizadas pelos funcionários, começaram e terminaram ali.

Cerca de 70% não tinham diagnóstico de doença mental. Eram epiléticos, alcoolistas, homossexuais, prostitutas, gente que se rebelava, gente que se tornara incômoda para alguém com mais poder. Eram meninas grávidas, violentadas por seus patrões, eram esposas confinadas para que o marido pudesse morar com a amante, eram filhas de fazendeiros as quais perderam a virgindade antes do casamento. Eram homens e mulheres que haviam extraviado seus documentos. Alguns eram apenas tímidos. Pelo menos trinta e três eram crianças.

Homens, mulheres e crianças, às vezes, comiam ratos, bebiam esgoto ou urina, dormiam sobre capim, eram espancados e violados. Nas noites geladas da serra da Mantiqueira, eram atirados ao relento, nus ou cobertos apenas por trapos. Instintivamente faziam um círculo compacto, alternando os que ficavam no lado de fora e no de dentro, na tentativa de sobreviver. Alguns não alcançavam as manhãs.

Os pacientes do Colônia morriam de frio, de fome, de doença. Morriam também de choque. Em alguns dias, os eletrochoques eram tantos e tão fortes, que a sobrecarga derrubava a rede do município. Nos períodos de maior lotação, dezesseis pessoas morriam a cada dia. Morriam de tudo — e também de invisibilidade. Ao morrer, davam lucro. Entre 1969 e 1980, 1.853 corpos de pacientes do manicômio foram vendidos para dezessete faculdades de medicina do país, sem que ninguém questionasse. Quando houve excesso de cadáveres e o mercado encolheu, os corpos foram decompostos em ácido, no pátio do Colônia, na frente dos pacientes, para que as ossadas pudessem ser comercializadas. Nada se perdia, exceto a vida.

Pelo menos trinta bebês foram roubados de suas mães. As pacientes conseguiam proteger sua gravidez passando fezes sobre a barriga para não serem tocadas. Mas, logo depois do parto, os bebês eram tirados de seus braços e doados. Este foi o destino de Débora Aparecida Soares, nascida em 23 de agosto de 1984. Dez dias depois, foi adotada por uma funcionária do hospício. A cada aniversário, sua mãe, Sueli Aparecida Resende, epilética, perguntava a médicos e funcionários pela menina. E repetia: "Uma mãe nunca se esquece da filha". Só muito mais tarde, depois de adulta, Débora descobriria sua origem. Ao empreender uma jornada em busca da mãe, alcançou a insanidade da engrenagem que destruiu suas vidas.

Esta é a história que Daniela Arbex desvela, documenta e transforma em memória, neste livro-reportagem fundamental. Ao expor a anatomia do sistema, a repórter ilumina um genocídio cometido, sistematicamente, pelo Estado brasileiro, com a conivência de médicos, de funcionários e também da sociedade.

É preciso perceber que nenhuma violação dos direitos humanos mais básicos se sustenta por tanto tempo sem a nossa omissão, menos ainda uma bárbara como esta. Em 1979, o psiquiatra italiano Franco Basaglia, pioneiro da luta pelo fim dos manicômios, esteve no Brasil e conheceu o Colônia. Em seguida, chamou uma coletiva de imprensa, na qual afirmou: "Estive hoje num campo de concentração nazista. Em lugar nenhum do mundo presenciei uma tragédia como esta."

Quando começou a apurar a série de reportagens que marcariam o nascimento deste livro, Daniela descobriu-se diante de um impasse. Seu filho, Diego, tinha apenas quatro meses de vida. Ela tinha acabado de virar mãe, ainda amamentava e colocava-se, por vontade própria, no parapeito do horror. A repórter sabia que mergulharia no inferno — e, de novo, aqui o inferno não é uma hipérbole. Sabia também que, no inferno, não há fim de expediente. Um repórter, quando faz bem o seu trabalho, é assinalado pelo que vive. A dor só vira palavra escrita depois de respirar dentro de cada um como pesadelo. Como repórter experiente, que, pela qualidade de suas matérias, ganhou os principais prêmios nacionais e internacionais de jornalismo, Daniela sabia o que se estendia diante dela. E, mesmo assim, fez a sua escolha. E o filho? Diego se orgulharia dela.

Depois da série de reportagens publicada na *Tribuna de Minas*, de Juiz de Fora, Daniela seguiu investigando. Viajava noventa e cinco quilômetros até Barbacena, todas as manhãs, e voltava à tarde, já exausta pelo que viu e ouviu, para iniciar a rotina no jornal. Entrevistou mais de cem pessoas, parte delas nunca tinha contado a sua história. Além de sobreviventes do holocausto, Daniela escutou o testemunho de funcionários e de médicos. Um deles, Ronaldo Simões Coelho, ligou para ela meses atrás: "Meu tempo de validade está acabando. Não quero morrer sem ler seu livro". No final dos anos 1970, o psiquiatra havia denunciado o Colônia e reivindicado sua extinção: "O que acontece no Colônia é a desumanidade, a crueldade planejada. No hospício, tira-se o caráter humano de uma pessoa, e ela deixa de ser gente. É permitido andar nu e comer bosta, mas é proibido o protesto qualquer que seja a sua forma". Perdeu o emprego.

Umas poucas vezes, os esqueletos do Colônia subiram à superfície. Passada a comoção pública, voltavam ao fundo empurrados pelas pedras de sempre. Em 1961, a rotina do hospício foi contada na revista *O Cruzeiro*, pelo fotógrafo Luiz Alfredo e pelo repórter José Franco. O título da matéria era: "A sucursal do inferno". Em 1979, o repórter Hiram Firmino e a fotógrafa Jane Faria publicaram a reportagem "Os porões da loucura", no *Estado de Minas*. O documentário *Em nome da razão*, de Helvécio Ratton, filmado em 1979, tornou-se um símbolo da luta antimanicomial.

No início dos anos 1960, ao voltar para a redação de *O Cruzeiro* depois de conhecer o Colônia, o fotógrafo Luiz Alfredo desabafou com o chefe: "Aquilo não é um acidente, mas um assassinato em massa". Apesar da denúncia estampada na revista de maior sucesso da época, a realidade só começaria a mudar – lentamente – duas décadas mais tarde, a partir dos anos 1980, quando a reforma psiquiátrica ganhou força. Hoje, restam menos de 200 sobreviventes. Parte deles morrerá internada, parte tenta inventar um cotidiano em residências terapêuticas, com os farrapos de delicadeza que lhe sobram. Como Sônia Maria da Costa, que às vezes coloca dois vestidos porque passou a vida nua.

Neste livro, Daniela Arbex salvou do esquecimento um capítulo da história do Brasil. Agora, é preciso lembrar. Porque a história não pode ser esquecida. Porque o holocausto ainda não acabou.

Eliane Brum
São Paulo, 5 de fevereiro de 2013

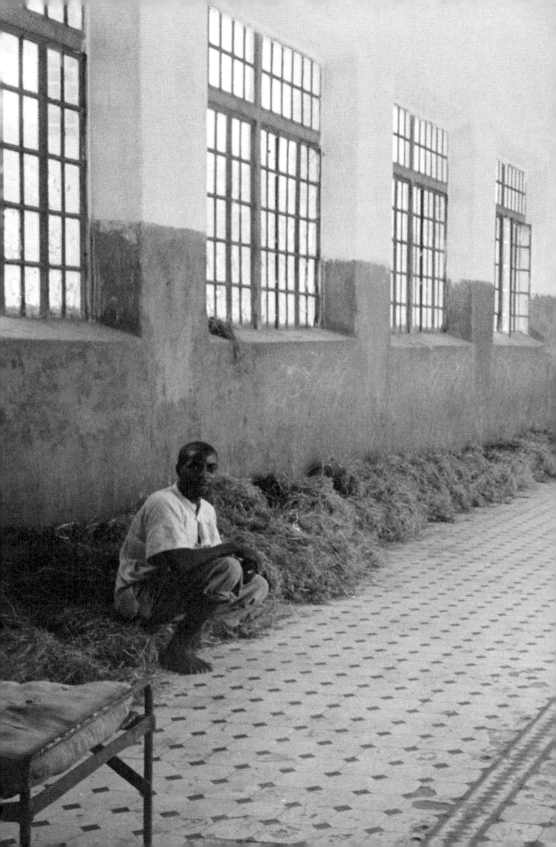

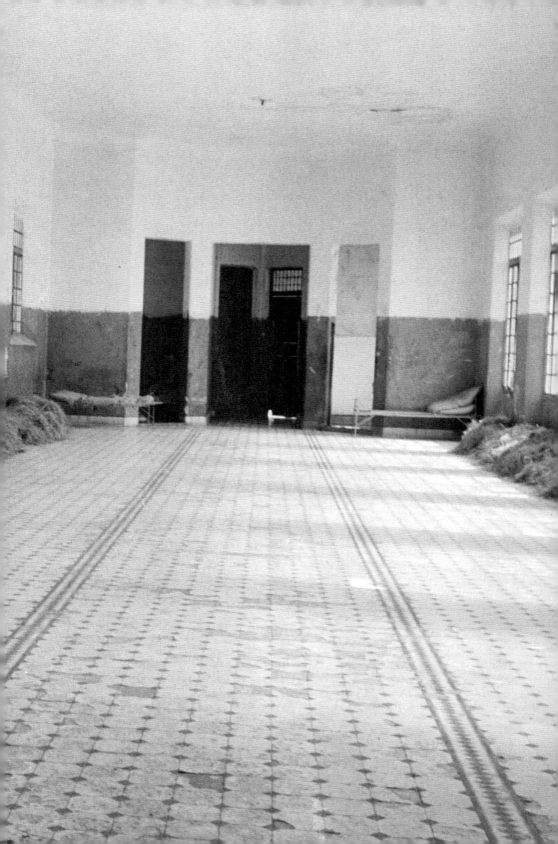

O pavilhão
Afonso Pena

O antigo Arraial da Igreja Nova de Nossa Senhora da Piedade da Borda do Campo amanheceu especialmente frio naquela segunda-feira de 1975. Uma espiada pela janela azul de madeira indicava que a neblina típica dos meses de julho tomava conta da rua Demétrio Ribeiro, no bairro Santo Antônio. Lá dentro da casa rosa de oito cômodos, Marlene Laureano se preparava para sair. Filha de mãe italiana e pai descendente de índios, a moça de vinte anos estava apreensiva. Antes das 5 horas da manhã, ela deixou o quarto e seguiu em direção à cozinha, onde a mãe esquentava leite no fogão à lenha. Vestida com calça de linho roxo e blusa rosa de algodão, roupa que só usava em ocasiões especiais, tomou o rápido café, despedindo-se em seguida. Já na rua, o ar gelado cortava o rosto da jovem. Fazia uns oito graus, mas a sensação era de temperatura negativa. O clima de temperaturas baixas para os padrões brasileiros ainda é uma das características de Barbacena, cidade encravada na serra da Mantiqueira, o maciço rochoso de Minas Gerais.

O barulho que o sapato de solado de aço fazia ao tocar as ruas de pedra confirmava que Marlene tinha pressa. Trinta minutos de caminhada, e lá estava ela de frente ao pontilhão que separava aquele lugar do resto da vila. Cruzou a estação ferroviária, vencendo o portão de ferro. Dali em diante, passou a andar pelo chão de terra batida em parte da área de mais de 8 milhões de metros quadrados.

Apesar do tamanho, o complexo não podia ser visto do lado de fora, por causa da muralha que cercava todo o terreno. Lá dentro, a dimensão daquele espaço asperamente cinza, tomado por prédios com janelas amplas, porém gradeadas, impressionava. Marlene ainda pôde perceber no pátio alguns bancos cimentados. Ao final do trajeto, ela parou em frente ao Afonso Pena, um dos sete pavilhões do Departamento B, com cerca de 1.500 metros quadrados. Fechada por fora, a porta de madeira que dava acesso aos dormitórios começava a ser aberta.

Um cheiro insuportável alcançou suas narinas. Acostumada com o perfume das rosas do escritório da Brasil Flowers, onde passou por sua única experiência profissional até aquele momento, Marlene foi surpreendida pelo odor fétido, vindo do interior do prédio. Nem tinha se refeito de tamanho mal-estar, quando avistou montes de capim espalhados pelo chão. Junto ao mato havia seres humanos esquálidos. Duzentos e oitenta homens, a maioria nu, rastejavam pelo assoalho branco com tozetos pretos em meio à imundície do esgoto aberto que cruzava todo o pavilhão. Marlene sentiu vontade de vomitar. Não encontrava sentido em tudo aquilo, queria gritar, mas a voz desapareceu da garganta.

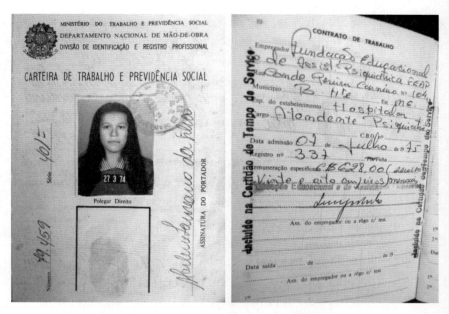

Carteira de trabalho de Marlene Laureano e folha de contratação.

Guiada por um funcionário, viu-se obrigada a entrar. Tentou evitar pisar naqueles seres desfigurados, mas eram tantos, que não havia como desviar. Só teve tempo de pensar que o mundo havia acabado e não tinha sido avisada. Ainda com os pensamentos descoordenados, avistou num canto da ala um cadáver misturado entre os vivos. Observou quando dois homens de jaleco branco embrulharam o morto num lençol, o décimo sexto naquele dia, embora muitos outros agonizassem. Na tentativa de se aquecerem durante a noite, os pacientes dormiam empilhados, sendo comum que os debaixo fossem encontrados mortos, como naquele dia 7.

Contratada como atendente psiquiátrica, Marlene recebeu sua tarefa. Ficaria responsável pelo recolhimento diário do capim que deveria ser colocado para secar até que os guardas, nome dado aos servidores masculinos contratados pela Fundação Educacional de Assistência Psiquiátrica (FEAP), pudessem colocar a forragem vegetal de volta no pavilhão ao final do dia.

— Meu Deus, eu não vou dar conta. Essas pessoas vão morrer — murmurava Marlene, ao iniciar a tarefa de recolher o capim.

Em choque, cumpriu a rotina, embora sua mente estivesse no lugar modesto em que vivia, mas com cama limpa e quente para dormir. Pensou em desistir, porém não queria decepcionar os pais. Com ensino médio concluído no Colégio Tiradentes, a quinta filha de uma família de oito irmãos tinha passado em décimo lugar em concurso do Estado, um feito para os Laureanos.

A pergunta da mãe ecoava em sua cabeça.

— Filha, é isso que você quer?

Apesar de sentir medo do desconhecido, Marlene tinha certeza de que não seguiria os passos maternos. Durante trinta e dois anos, Regina trabalhou na Ferreira Guimarães. Saía de casa ainda de madrugada e caminhava quase duas horas para chegar ao serviço. A jornada exaustiva só terminava no final da tarde, quando a sirene da fábrica de tecidos anunciava que era hora de calar as máquinas. A lembrança dos sacrifícios enfrentados pela tecelã fez a filha esperar com ansiedade pelo primeiro dia do novo trabalho.

O barulho da água caindo dentro do balde a despertou. Marlene iniciava agora a lavagem de toda a ala, na tentativa de desinfetar o chão impregnado pelo cheiro de fezes e urina não só humanas, mas também dos ratos que dividiam o espaço com os pacientes do Colônia, considerado o maior hospício do Brasil. Ao esfregar a vassoura contra o piso, a jovem viu o emprego dos sonhos transformar-se em pesadelo. Começara a trabalhar num campo de concentração travestido de hospital. Apesar de estar tomada pela indignação, sentiu-se impotente diante da instituição tradicional que mantinha, com o apoio da Igreja Católica, as portas abertas desde 1903.

Desde o início do século XX, a falta de critério médico para as internações era rotina no lugar onde se padronizava tudo, inclusive os diagnósticos. Maria de Jesus, brasileira de apenas vinte e três anos, teve o Colônia como destino, em 1911, porque apresentava tristeza como sintoma. Assim como ela, a estimativa é que 70% dos atendidos não sofressem de doença mental. Apenas eram diferentes ou ameaçavam a ordem pública. Por isso, o Colônia tornou-se destino de desafetos, homossexuais, militantes políticos, mães solteiras, alcoolistas, mendigos, negros, pobres, pessoas sem documentos e todos os tipos de indesejados, inclusive os chamados insanos. A teoria eugenista, que sustentava a ideia de limpeza social, fortalecia o hospital e justificava seus abusos. Livrar a sociedade da escória, desfazendo-se dela, de preferência em local que a vista não pudesse alcançar.

Em 1930, com a superlotação da unidade, uma história de extermínio começou a ser desenhada. Trinta anos depois, existiam 5 mil pacientes em lugar projetado inicialmente para 200. A substituição de camas por capim foi, então, oficialmente sugerida, pelo chefe do Departamento de Assistência Neuropsiquiátrica de Minas Gerais, José Consenso Filho, como alternativa para o excesso de gente. A intenção era clara: economizar espaço nos pavilhões para caberem mais e mais infelizes. O modelo do leito chão deu tão certo que foi recomendado pelo Poder Público para outros hospitais mineiros em 1959. Somente em 1980, quando os primeiros ventos da reforma psiquiátrica no Brasil começaram a soprar por lá, é que os gemidos do desengano foram sendo substituídos por alguma esperança.

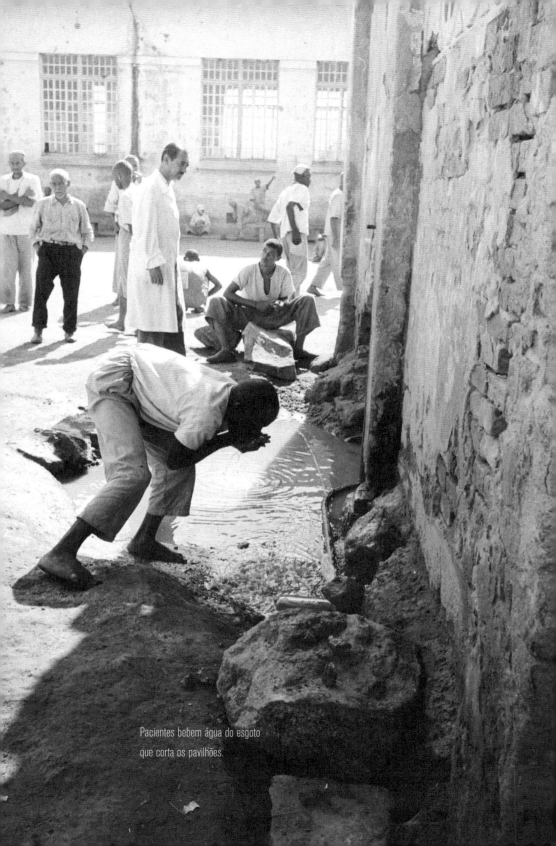

Pacientes bebem água do esgoto que corta os pavilhões.

Sessenta mil pessoas perderam a vida no Colônia. As cinco décadas mais dramáticas do país fazem parte do período em que a loucura dos chamados normais dizimou, pelo menos, duas gerações de inocentes em 18.250 dias de horror. Restam hoje menos de 200 sobreviventes dessa tragédia silenciosa. Boa parte deles está aqui neste livro. E é pelo olhar das testemunhas, das vítimas e de alguns de seus algozes que a história do Holocausto Brasileiro começa a ser contada.

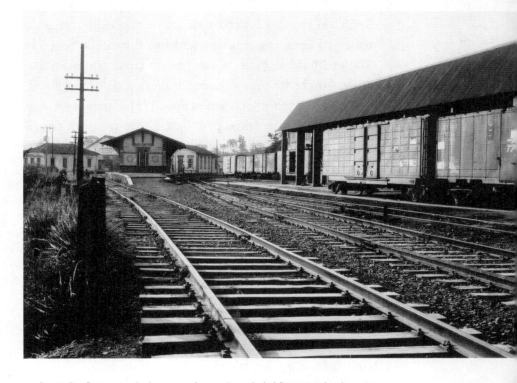

Estação Bias Fortes, por onde chegavam os famosos "trens de doido", termo criado pelo escritor Guimarães Rosa para referir-se ao caminho para a morte no Colônia.

* * *

— Está chegando mais um "trem de doido" — gritou um funcionário do hospital.

A parada na estação Bias Fortes era a última da longa viagem de trem que cortava o interior do país. Quando a locomotiva desacelerava, já nos fundos do Hospital Colônia, os passageiros se agitavam. Acuados e famintos, esperavam a ordem dos guardas para descer, seguindo em fila indiana na direção do desconhecido. Muitos nem sequer sabiam em que cidade tinham desembarcado ou mesmo o motivo pelo qual tinham sido despachados para aquele lugar.

Os deserdados sociais chegavam a Barbacena de vários cantos do Brasil. Eles abarrotavam os vagões de carga de maneira idêntica aos judeus levados, durante a Segunda Guerra Mundial, para os campos de concentração nazistas de Auschwitz. A expressão "trem de doido" surgiu ali. Criada pelo escritor Guimarães Rosa, ela foi incorporada ao vocabulário dos mineiros para definir algo positivo, mas, à época, marcava o início de uma viagem sem volta ao inferno.

O simbolismo da loucura nos contos de Guimarães Rosa indica que, assim como Marlene, um dos mais famosos escritores do país conhecia a realidade do Colônia. O romancista e contista foi médico voluntário da Força Pública durante a Revolução Constitucionalista de 1932, ingressando, um ano depois, como oficial médico, no 9º Batalhão de Infantaria, em Barbacena. No conto "Sorôco, sua mãe, sua filha", do livro *Primeiras estórias*, lançado em 1962, o autor resgata a situação dos trens que chegavam apinhados de gente à capital brasileira da loucura, em busca de tratamento psiquiátrico.

O escritor referia-se a Barbacena, descrevendo, por meio do personagem principal, a angústia de um homem na despedida das únicas pessoas que tinha no mundo e que partiriam no trem da solidão coletiva. Sorôco jamais voltaria a ver seus afetos. As famílias dos pacientes do Colônia também não. Ao receberem o passaporte para o hospital, os passageiros tinham sua humanidade confiscada.

Os recém-chegados à estação do Colônia eram levados para o setor de triagem. Lá, os novatos viam-se separados por sexo, idade e características físicas. Eram obrigados a entregar seus pertences, mesmo que dispusessem do mínimo, inclusive roupas e sapatos, um constrangimento que levava às lágrimas muitas mulheres que jamais haviam enfrentado a humilhação de ficar nuas em público. Todos passavam pelo banho coletivo, muitas vezes gelado. Os homens tinham ainda o cabelo raspado de maneira semelhante à dos prisioneiros de guerra.

Após a sessão de desinfecção, o grupo recebia o famoso "azulão", uniforme azul de brim, tecido incapaz de blindar as baixíssimas temperaturas da cidade. Assim, padronizado e violado em sua intimidade, seguia cada um para o seu setor. Os homens eram encaminhados para o Departamento B, e os que tinham condição de trabalhar iam para o pavilhão Milton Campos, onde, em razão dos pequenos dormitórios, ficavam amontoados, sendo obrigados a juntar as camas para que nem todos dormissem no chão.

As mulheres andavam em silêncio na direção do Departamento A, conhecido como Assistência. Daquele momento em diante, elas deixavam de ser filhas, mães, esposas, irmãs. As que não podiam pagar pela internação, mais de 80%, eram consideradas indigentes. Nesta condição, viam-se despidas do passado, às vezes, até mesmo da própria identidade. Sem documentos, muitas pacientes do Colônia eram rebatizadas pelos funcionários. Perdiam o nome de nascimento, sua história original e sua referência, como se tivessem aparecido no mundo sem alguém que as parisse.

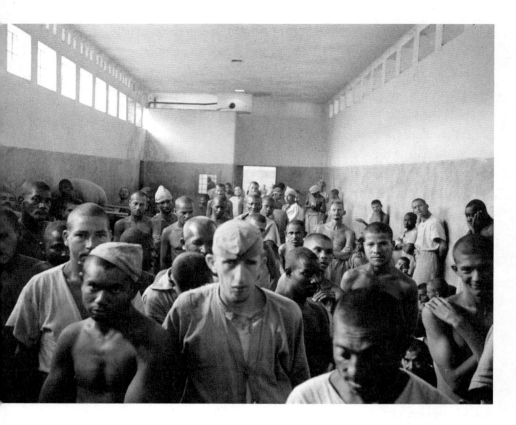
Campo de concentração dentro dos pavilhões.

Outros recebiam a alcunha "Ignorado de Tal". Muitas ignoradas eram filhas de fazendeiros as quais haviam perdido a virgindade ou adotavam comportamento considerado inadequado para um Brasil, à época, dominado por coronéis e latifundiários. Esposas trocadas por amantes acabavam silenciadas pela internação no Colônia. Havia também prostitutas, a maioria vinda de São João del-Rei, enviadas para o pavilhão feminino Arthur Bernardes após cortarem com gilete os homens com quem haviam se deitado, mas que se recusavam a pagar pelo programa.

Além do trem, muita gente era enviada para o hospital de ônibus ou em viatura policial. Várias requisições de internação eram assinadas por delegados. Antes da construção do Colônia, muitos dos chamados loucos em Minas tinham como destino as cadeias públicas ou as Santas Casas de Misericórdia, onde eram mantidos em anexos. Como a psiquiatria se constituiu no Brasil somente no início do século XIX, a assistência aos alienados ainda era algo incipiente no país, que teve o seu primeiro hospício, o Pedro II, instituído por decreto em 1841. Por isso, apesar de ser um hospital, o Colônia era carente de médicos. Até o final da década de 1950, psiquiatras e clínicos ainda eram uma raridade por lá.

O hospital acabou tendo a sua finalidade deturpada desde os primeiros tempos. Já em 1914, há registros de queixas sobre as condições inadequadas de atendimento, apesar das constantes liberações de suplementos de créditos aprovados pela Assembleia Legislativa. Considerado pela história oficial como um presente de grego para Barbacena — já que o hospício foi construído na cidade como prêmio de consolação, após perder a disputa com Belo Horizonte para ser a capital de Minas —, o Colônia, pelo contrário, atendeu a interesses políticos, impulsionando ainda a economia local. Além de produtor de flores, o município consolidou sua vocação para o comércio. Ganhou (e muito) fornecedores, além de moradores que viam no lugar a chance de um emprego bem remunerado, apesar da pouca qualificação dos candidatos. Mesmo com baixíssimo nível de escolaridade, os barbacenenses trocavam postos de trabalho por votos. Muitos coronéis da política mineira "nasceram" junto com o Colônia, transformando o hospital em grande curral eleitoral.

O município se ressente até hoje da pecha do seu hospício, mas o comércio da loucura, que mais tarde despertou a gana das clínicas particulares, viabilizou o modelo de cidade que Barbacena se tornou. Dezenove dos vinte e cinco hospitais psiquiátricos existentes em Minas até a década de 1980 estavam localizados no famoso corredor da loucura formado por Barbacena, Juiz de Fora e Belo Horizonte. Nesse período, as três cidades concentravam 80% dos leitos da saúde mental no estado. Parâmetros da Organização Mundial da Saúde estabeleciam como referência três internações para cada mil beneficiários no país. Mas estudos do setor psiquiátrico mineiro revelaram quase sete internações para cada grupo de mil, em 1979. Em 1981, o número era superior a cinco. A cada duas consultas e meia, uma pessoa era hospitalizada nas Gerais.

Antônio Gomes da Silva, setenta e quatro anos, foi um dos pacientes encaminhados para o hospital, aos vinte e cinco anos. Há poucos registros sobre o passado de Cabo, como Antônio foi apelidado. O que se conta sobre ele é que o desemprego se somou à bebedeira e ao "descontrole dos negócios", como Antônio diz, resultando em sua prisão. Passados mais de quarenta anos do episódio, o Cabo não sabe mais o motivo pelo qual foi mandado para o Colônia pela caneta de um delegado no dia 3 de janeiro de 1969.

— Não sei por que me prenderam. Cada um fala uma coisa. Mas, depois que perdi meu emprego, tudo se descontrolou. Da cadeia, me mandaram para o hospital, onde eu ficava pelado, embora houvesse muita roupa na lavanderia. Vinha tudo num caminhão, mas acho que eles queriam economizar. No começo, incomodava ficar nu, mas com o tempo a gente se acostumava. Se existe inferno, o Colônia era esse lugar.

Antônio fala baixo, quase como se não quisesse lembrar. Tem o rosto apoiado às mãos, e, apesar da estatura alta, parece querer esconder-se de si mesmo. Dentro da unidade, manteve-se calado durante vinte e um dos trinta e quatro anos em que ficou internado. Considerado mudo, soltou a voz, um dia, ao ouvir a banda de música do 9º Batalhão da Polícia Militar.

— Por que você não disse que falava? — perguntou um funcionário do hospício, surpreso com a novidade.

— Uai, nunca ninguém perguntou.

Cabo também passou a vida assinando documentos com as digitais. Até descobrirem que ele sabia escrever o próprio nome. Deixou o hospital em 2003, para morar numa residência terapêutica de Barbacena, uma das vinte e oito casas mantidas pela prefeitura da cidade em parceria com a ONG Instituto Bom Pastor.

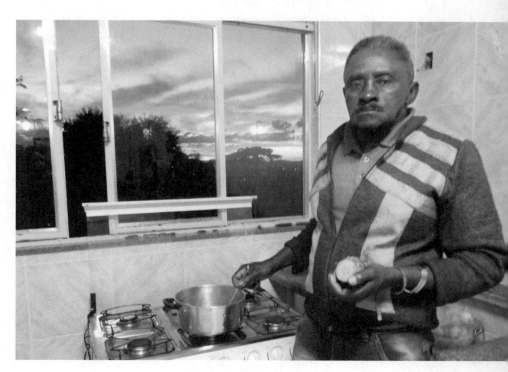

Antônio Gomes da Silva, um dos sobreviventes do hospital.
Foto mais recente.

Quando se viu fora dos muros do hospital, não sabia como sobreviver sem amarras.

— A que horas as luzes se apagam aqui? — perguntou na primeira noite liberto do cativeiro.

Retirado do convívio social por quase meio século, ele jamais poderia imaginar que agora era o dono do seu tempo e que tinha ele mesmo o poder de clarear ou escurecer o ambiente com um simples toque no interruptor. Além de nunca ter visto um apagador de luz, ser dono de si era uma novidade para quem viveu décadas de institucionalização. Para Antônio, no entanto, se desvencilhar do Colônia foi tão difícil quanto mudar de endereço. O hospital estava ali, marcado não só em seu corpo, mas também impregnado em sua alma. Por isso, os pesadelos tornavam seu sono sobressaltado e se repetiam noite após noite. Acordava com o suor umedecendo o pijama e sempre com a mesma sensação de terror. Olhava ao redor para ver onde estava e descobria que os eletrochoques com os quais sonhava ainda o mantinham prisioneiro do Colônia.

Recordava-se sempre do início das sessões, quando era segurado pelas mãos e pelos pés para que fosse amarrado ao leito. Os gritos de medo eram calados pela borracha colocada à força entre os lábios, única maneira de garantir que não tivesse a língua cortada durante as descargas elétricas. O que acontecia após o choque Cabo não sabia. Perdia a consciência quando o castigo lhe era aplicado.

O colega Antônio da Silva, o Toninho, lembra bem o que acontecia depois que o aparelho era ligado. Ele via os companheiros estrebucharem quase como se os olhos saltassem da face. Cabisbaixo, faz uma revelação:

— Ajudei a dar choque em muitos colegas. Ficava segurando — confessa o homem que hoje tem cinquenta e quatro anos.

Abandonado no Colônia aos doze anos pela família por causa de um quadro de epilepsia, Toninho não era o único a participar disso. O eletrochoque era tão comum na unidade, que muitas vítimas se tornavam algozes depois que o efeito da descarga elétrica passava.

Funcionário aposentado do hospital, Geraldo Magela Franco, setenta e três anos, admite que o tratamento de choque e o uso de medicações nem sempre tinham finalidades terapêuticas, mas de contenção e intimidação. Ele trabalhou vinte e nove anos no Colônia, onde foi contratado como vigia, em 9 de outubro de 1969. Permaneceu na unidade até 1998, e como não tinha formação adequada para lidar com os pacientes, aprendeu na cartilha dos funcionários mais antigos do que ele.

— Não havia prescrição. A gente aprendia na prática sobre o que fazer, quando ocorria qualquer perturbação. No caso dos remédios, a gente dava quando o doente apresentava algum tipo de alteração. Em situações de epilepsia, aplicávamos uma injeção. Se o cara, às vezes, se exaltava, ficava bravo, a gente dava uma injeção para ele se acalmar.

Testemunha do holocausto, o médico Ronaldo Simões Coelho, oitenta e seis anos, garante que, de perto, o horror era ainda maior.

— A coisa era muito pior do que parece. Havia um total desinteresse pela sorte. Basta dizer que os eletrochoques eram dados indiscriminadamente. Às vezes, a energia elétrica da cidade não era suficiente para aguentar a carga. Muitos morriam, outros sofriam fraturas graves.

Ronaldo foi contratado pelo Estado, em 29 de julho de 1971, como psiquiatra. Também foi secretário-geral da recém-criada Fundação Estadual de Assistência Psiquiátrica, substituída, em 1977, pela Fundação Hospitalar do Estado de Minas Gerais (Fhemig).

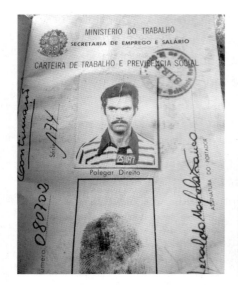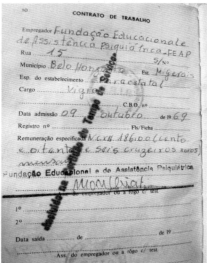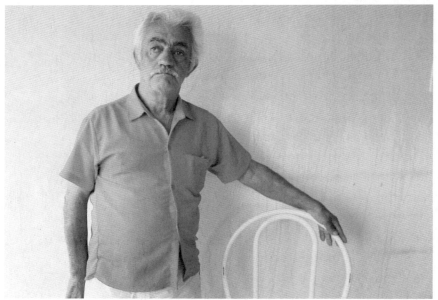

Geraldo Magela Franco, contratado como vigia do hospital em 1969.
No alto, foto da carteira de trabalho dele, à época, com o cargo, e outra mais recente.

* * *

A eletroconvulsoterapia existe, desde 1938, para tratamento de doenças mentais, mas seu uso, no século passado, foi muito controverso. A tecnologia do eletrochoque se modernizou há um par de décadas, sendo utilizada nos dias atuais com fins terapêuticos para alguns tipos de transtornos, como a depressão profunda, embora existam correntes contrárias ao seu uso. No Brasil, o método só passou a ter mais controle em 2002, quando o Conselho Federal de Medicina estabeleceu regras específicas para a adoção da técnica, como a necessidade de aplicar anestesia geral. Além da anestesia, a utilização de relaxantes musculares ameniza as convulsões, mas nem sempre foi assim. No Colônia, o choque era aplicado a seco e tinha características semelhantes à tortura.

Para conseguir crescer profissionalmente dentro do hospital, os interessados precisavam passar por todas as etapas de atendimento na área da saúde, desde a aplicação de injeção até a realização de curativo e do temido eletrochoque.

Francisca Moreira dos Reis, funcionária da cozinha, era uma das candidatas à vaga de atendente de enfermagem em 1979. Ela e outras vinte mulheres foram sorteadas para realizar uma sessão de choque nos pacientes masculinos do pavilhão Afonso Pena, escolhidos aleatoriamente para o exercício. Chiquinha, como é conhecida, jamais havia feito nada parecido na vida, por isso, não sabia como iria reagir na hora das descargas. Decidiu que assistiria às colegas na prova prática, para, depois, iniciar o teste.

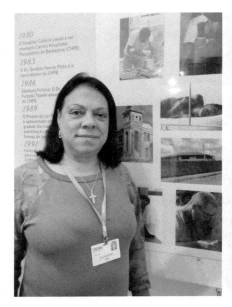 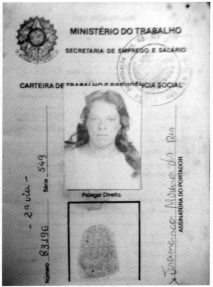

Francisca Moreira dos Reis, uma das principais testemunhas do holocausto,
foi contratada pelo hospital como funcionária em 1977.
Acima, à direita, foto da carteira de trabalho à época, e à esquerda, outra mais recente.

A colega Maria do Carmo, que também era da cozinha, foi a primeira a tentar. Cortou um pedaço de cobertor, encheu a boca do paciente, que a esta altura já estava amarrado na cama, molhou a testa dele e começou o procedimento. Contou mentalmente um, dois, três e aproximou os eletrodos das têmporas de sua cobaia, sem nenhum tipo de anestesia. Ligou a engenhoca na voltagem 110 e, após nova contagem, 120 de carga. O coração da jovem vítima não resistiu. O paciente morreu ali mesmo, de parada cardíaca, na frente de todos. Estarrecidas, as candidatas se mantiveram em silêncio. Algumas lágrimas teimaram em cair naqueles rostos assustados, mas ninguém ousou falar.

Imediatamente, os atendentes do hospital embrulharam o coitado num lençol, como se aquele não fosse um cadáver. Simplesmente fizeram o pacote, colocaram no chão, e o corpo ainda quente ficou à espera de quem o recolhesse para o necrotério. "Menos um", pensou o guarda enquanto fazia o serviço.

A segunda candidata se aproximou de outra cama e, trêmula, iniciou a prova. O paciente escolhido era mais jovem que o primeiro. Aparentava ter menos de vinte anos. Com os olhos esbugalhados de medo, ele até tentou reagir, mas não conseguia se mover preso ao leito. Suas súplicas foram abafadas pelo tecido que enchia a boca. Um, dois, três, nova contagem, e o homem recebeu a descarga. Não resistiu. Era a segunda morte da noite, e as aulas estavam só começando. Chiquinha não suportou.

— Não quero mais fazer esse curso — gritou, antes de sair correndo. Passou um bom tempo na cozinha até pedir baixa do emprego, para onde só voltaria em 1988.

A primeira lembrança que Chiquinha tem do Colônia é de 1965. Aos dez anos, ela ajudava a servir as pacientes no refeitório feminino. Apesar da pouca idade, a menina tinha entrada liberada no hospital, onde levava marmita para a mãe, Maria José Moreira, contratada em 1959. Nesse período, a filha da funcionária subia na mesa de cimento para distribuir café, única maneira de alcançar as canecas de alumínio. Cresceu lidando de perto com o estigma da loucura, sem compreender por que pessoas feitas de carne e osso como ela tinham perdido a liberdade.

Documento de mulher internada em 1911 por tristeza.

    Cansou de ouvir histórias sobre os loucos perigosos, mas as pessoas que ofereciam risco eram as mesmas que passavam a noite na porta do quarto dos plantonistas para proteger a filha da funcionária que dormiria lá. Mimada pelas pacientes, a menina não sentia medo. Pelo contrário. Ficou amiga de Conceição Machado, uma das internas que mais resistiram ao encarceramento no Colônia. Aos quinze anos, Conceição foi mandada para o hospital, porque decidiu reivindicar do pai a mesma remuneração paga aos filhos machos. Embora trabalhasse como os irmãos na fazenda de Dores do Indaiá, município pouco povoado do centro-oeste das Gerais, a filha do fazendeiro não desfrutava dos mesmos direitos. Pela atitude de rebeldia da adolescente, o pai aplicou o castigo. Decidiu colocar Conceição no famigerado "trem de doido", único no país que fazia viagens sem volta. Em 10 de maio de 1942, ela deu entrada no hospital, de onde nunca mais saiu. Em trinta anos, nunca recebeu visita.

No começo, a filha de Indaiá foi tomada pela indignação. Bonita, jovem e lúcida, não aceitava o diagnóstico de loucura. Por isso, agredia os guardas, desafiava com violência a ordem imposta. O peso da retaliação era maior do que a ousadia da adolescente. Como castigo, Conceição passou mais de dois anos trancada em cela inferior a dez metros quadrados. Só via a luz do sol vinte minutos por dia. Lutou com todas as suas forças para não se envergar diante do peso da sentença até decidir canalizar sua energia para tentar mudar o lugar que passou a ser seu mundo. Levantou a voz para exigir médicos, alimentação de qualidade, assistência digna, tornando-se líder de seu grupo.

Um dia, indignada com o descaso imposto aos pacientes, ela tomou o caminho da sala do então diretor José Theobaldo Tollendal. Entrou gritando. Surpreso, ele levantou-se da cadeira. Ficaram separados pela mesa.

— Senhor diretor, prove este café. Se servir para o senhor tomar, também serve para as pacientes — desafiou Conceição.

A dor de Conceição tocou a filha da funcionária, mas foi a garra dela que conquistou o respeito da menina. Aos catorze anos, Chiquinha arranjou namorado e prometeu à paciente que a levaria para assistir ao seu casamento. Dito e feito. Quando Chiquinha, aos quinze anos, se uniu ao cabo da Aeronáutica Pedro Vitorino dos Reis, de dezenove anos, na Igreja São José, Conceição estava lá para assistir à cerimônia. Estava com quarenta e três anos e, mesmo sabendo que o Colônia tinha se apropriado do seu futuro, desejava o melhor para a amiga. Pelo menos alguém que conhecia teria a chance de ser feliz.

O exemplo de garra de Conceição marcou a vida de Chiquinha. Assim como a amiga de Indaiá, ela também queria ser porta-voz de seu grupo, em busca de melhorias. Chiquinha tornou-se diretora do Sindicato Único da Saúde. Aos sessenta e três anos, representa quase 20 mil servidores mineiros.

Foi Maria José quem pediu a filha para se inscrever no concurso público que daria direito a uma vaga na instituição. À época, bastava uma carta de recomendação de um político local para garantir a vaga. Havia se valido desse recurso para entrar no Colônia, permanecendo trinta anos no emprego. Começou a trabalhar no pavilhão Crispim, que abrigava 350 mulheres, sendo responsável pela limpeza da ala e pela higiene das pacientes. Sem saber ler nem escrever, distribuía pelas cores os dois únicos comprimidos disponíveis na farmácia: Amplictil e Diazepam. Quando a intenção era acalmar os ânimos, ela lançava mão de dois rosas, com efeito sedativo. Para reduzir a ansiedade, usava dois azuis.

Com então vinte e dois anos, Chiquinha seguiu o conselho da mãe, sendo contratada no Colônia, em 1977, como auxiliar de serviços gerais. Optou pela cozinha, pois preferia enfrentar as caldeiras ao cheiro dos pavilhões.

— Qual é o cardápio? — perguntou Chiquinha em seu primeiro dia como funcionária.

— Simples — ouviu da veterana. — Segunda, quarta e sexta, arroz, feijão, ovo cozido e macarrão branco.

Terça, quinta, sábado e domingo a variação é feita com carne moída.

— E para as pensionistas, a mesma coisa?

— Claro que não. Quem pode pagar come melhor. Em vez de ovo, omelete. A gente também incrementa a carne moída e faz uns bolinhos ou hambúrguer. O macarrão vai com molho.

— E o jantar?

— Para as indigentes, sopa de macarrão branco. Entendeu?

Chiquinha fez que sim com a cabeça, mas saiu para chorar no pátio. Embora já conhecesse o Colônia havia nove anos, o que antes era apenas brincadeira de criança se transformou em experiência cruel. Por dia, a cozinha gastava 120 quilos de arroz e apenas sessenta quilos de feijão para alimentar um exército de 4.800 pessoas. Como a quantidade não era suficiente, o jeito era engrossar a água preta com farinha de mandioca na tentativa de encorpar o caldo e fazer a comida render. Além de aguada, a comida era insossa, pois quase não levava tempero. À época da colheita de milho, todas as refeições eram provenientes dos grãos da espiga, sendo comum diarreia provocada pelo excesso de amido. Quando havia carne, ela era triturada e misturada às refeições, já que faca e garfo eram proibidos. Farta mesmo somente a quantidade de verduras colhidas na horta do hospital e levadas para a cozinha em um pequeno caminhão. Apesar de couve em quantidade, faltava funcionário para picar tudo aquilo. Por isso, boa parte das folhas tinha o lixo como destino.

Chiquinha tem agora o olhar perdido, os olhos encharcados de lágrimas, quase a ponto de transbordar. Trinta e cinco anos depois, tem o pensamento direcionado para o ontem.

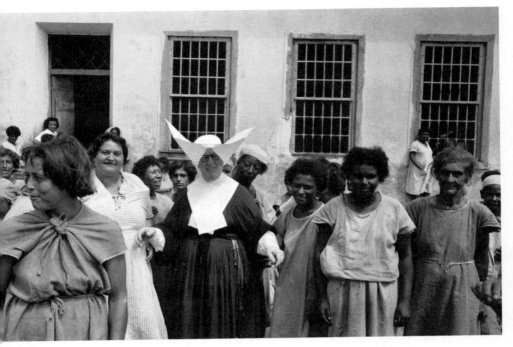

Conceição Machado é a mulher que está à esquerda da freira.

— Eu não sabia o tamanho da tragédia. Hoje sei e me arrependo de não ter dado o grito mais cedo. Acho que eu podia ter evitado alguma morte. Quantas? Muitas talvez.

A sensação de impotência diante das atrocidades ocorridas dentro dos muros do hospital é comum a funcionários e ex-funcionários do Colônia. Muitos contam que desejaram denunciar o sistema, mas não havia quem se dispusesse a ouvir. Vinte e oito presidentes do estado de Minas Gerais, interventores federais e governadores revezaram-se no poder desde a criação do Colônia, entre 1903 e 1980. Outros dez diretores comandaram a instituição nesse período, alguns por mais de vinte anos, como o médico Joaquim Dutra, o primeiro dirigente. Em 1961, o presidente Jânio Quadros colocou o aparato governamental a serviço da instituição para reverter "o calamitoso nível de assistência dada aos enfermos". Deputados mineiros criaram comissões para discutir a situação da unidade dez anos depois. Nenhum deles foi capaz de fazer os abusos cessarem. Dentro do hospital, apesar de ninguém ter apertado o gatilho, todos carregam mortes nas costas.

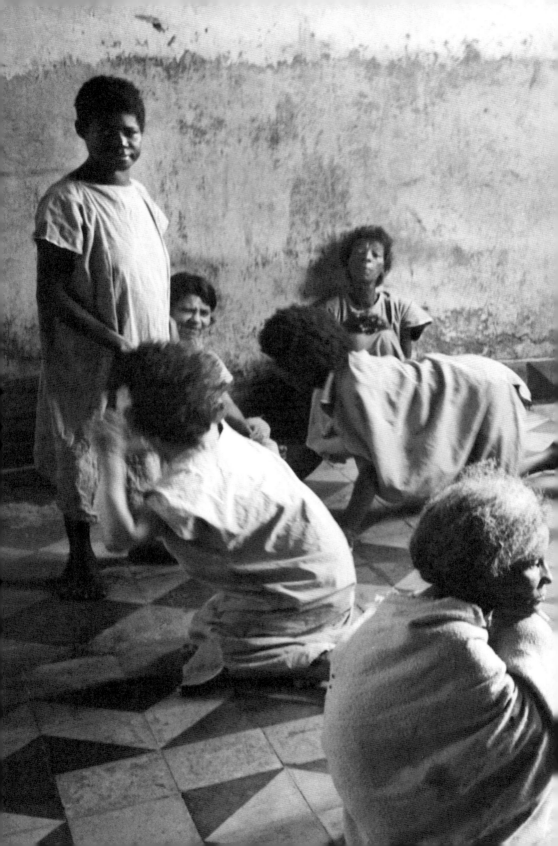

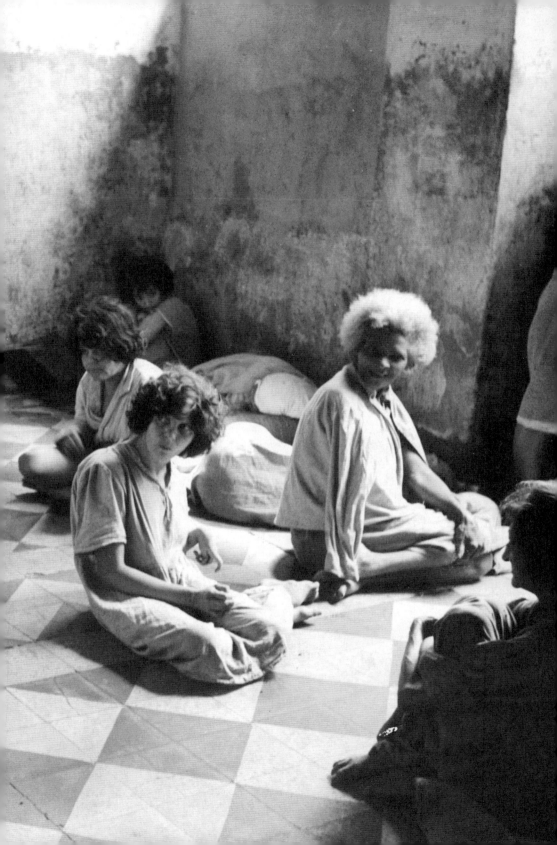

Na roda da loucura

Fome e sede eram sensações permanentes no local onde o esgoto que cortava os pavilhões era fonte de água. Nem todos tinham estômago para se alimentarem de bichos, mas os anos no Colônia consumiam os últimos vestígios de humanidade. Além da alimentação racionada, no intervalo entre o almoço e o jantar, servidos ao meio-dia e às 5 horas da tarde, os pacientes não comiam nada. O dia começava com café, pão e manteiga distribuídos somente para os que estivessem em fila. A alimentação empobrecida não era a única a debilitar o organismo. Apesar de o café da manhã ser fornecido às 8 horas, três horas antes os pacientes já tinham que estar de pé. Eles seguiam para o pátio de madrugada, inclusive nos dias de chuva.

Geraldo Magela Franco, um dos guardas que cuidavam da disciplina em 1969, ano em que foi contratado, ainda lembra em detalhes a rotina que cumpriu por três décadas. Aos setenta e três anos, o aposentado demonstra estar em dia com a memória.

— A gente tinha que acordar os pacientes às 5 horas para entregar o pavilhão em ordem ao próximo plantão que começava às 7 horas. Eles eram colocados no pátio houvesse o frio que fosse. Os doentes ficavam lá o dia inteiro e só voltavam aos prédios no início da noite para dormir.

O frio cortava a pele exposta, fazia os músculos enrijecerem e a boca ressecar até ganhar feridas. Embora fosse mais fácil culpar os pacientes por exporem o corpo sem pudor, a nudez não era uma opção. Muitas roupas eram peças únicas, por isso, no dia em que elas eram recolhidas para a lavanderia, o interno não tinha o que vestir. Se não conseguisse recorrer à caridade alheia, por meio de doação, era obrigado a entregar-se à exposição indesejada.

Ao seguirem pelados para o pátio, os considerados loucos iniciavam o mesmo ritual da madrugada anterior. Em movimentos ritmados, agrupavam-se tão próximos, que formavam uma massa humana. Vagavam juntos, com os braços unidos, para que o movimento e a proximidade ajudassem a aquecer. Os de dentro da roda, mais protegidos do vento, trocavam de lugar com os de fora. Assim, todos conseguiam receber calor, pelo menos por algum tempo.

Os que ainda vestiam alguma coisa entregavam os trapos para acender fogueira. Nem sempre havia pano suficiente para alimentar o fogo, mas cada um procurava colaborar com aquilo de que dispunha. Difícil imaginar que, em meio ao abandono extremo, ainda restasse forças para ajudar.

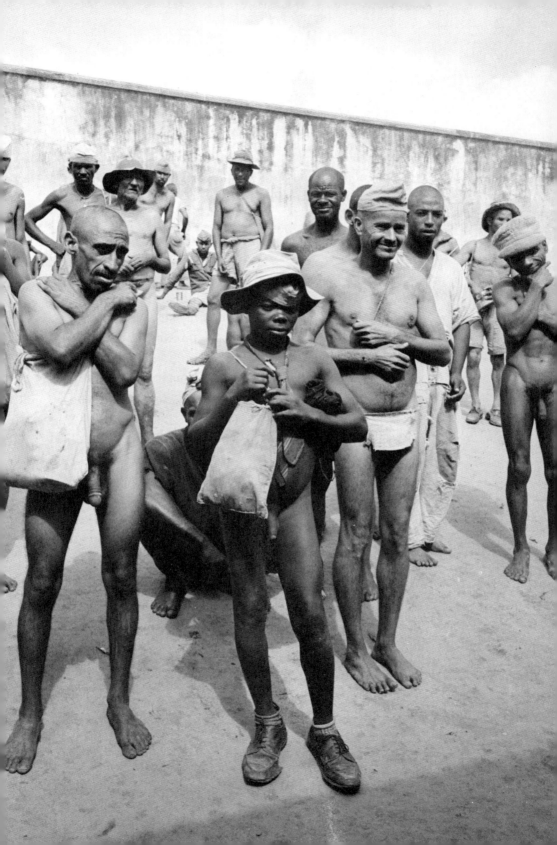

***

Sônia Maria da Costa, paciente internada no Colônia por mais de quarenta anos, era temida por muitos, mas também reconhecida como tutora do grupo. Embora tivesse adotado o comportamento agressivo como arma, era ela quem ajudava a curar sem remédio. Terezinha, outra esquecida, conhecia o melhor lado da amiga. Sônia improvisava socorro nas crises de otite de Terezinha, quando não havia sequer analgésico para amenizar a dor. Aquecia remendos de cobertor no pátio, sustentava a cabeça da protegida entre os braços e aproximava o pano do ouvido que latejava sem trégua. Sentada no chão de cimento, ela repetia o gesto até que a amiga adormecesse em seu colo. Mantinha o cuidado pelos dias seguintes na tentativa de fazer a inflamação ceder. Nunca mais se separaram. Quase cinco décadas depois, permanecem juntas, como se uma tivesse saído de dentro da outra.

Órfã de pai e mãe, Sônia adotou a amiga dentro do hospital. Estava ao lado dela durante as crises de epilepsia que faziam a baba escorrer pela boca, atraindo mosquitos. Quando Terezinha caía sem poder dar conta de si, a paciente mais velha procurava a torneira para molhar um pano e limpar o rosto dela, na tentativa de oferecer-lhe o mínimo de dignidade. Também ensinou a amiga a tomar banho e manter a higiene pessoal.

— Todo dia eu rezava para ela não ter crises, tadinha. Tinha muita pena, porque não era esperta como eu e não tinha ninguém para cuidar dela. Não podia deixar que judiassem dela.

Sônia demonstra lucidez ao falar do sofrimento do passado. Somente em 2003, quando deixou o hospital para morar com Terezinha numa residência terapêutica de Barbacena, é que ela, aos cinquenta e três anos, soube o significado da palavra respeito. Rejeitada aos onze anos por fazer molecagem na rua, em Belo Horizonte, foi despachada para o hospital pela polícia. Antes, porém, apanhou muito de "uma dona aleijada" com quem morava, sendo obrigada a cozinhar, mesmo sem altura suficiente para alcançar o fogão. Para conseguir mexer as panelas, precisava subir num banquinho. Embora tenha aprendido a preparar um bom feijão com arroz, pegou birra da cozinha.

A história de Sônia foi construída dentro do Colônia. Sua verdadeira data de nascimento é desconhecida. Por isso, o dia, mês e ano de seu aniversário são estimados: 28 de julho de 1950. No documento de identidade da antiga paciente, retirado quarenta e cinco anos depois do seu provável nascimento, Barbacena aparece como local de origem, embora o município não seja sua cidade natal. É como se ela tivesse aparecido no mundo sem que alguém a parisse.

Sônia cresceu sozinha no hospital. Foi vítima de todos os tipos de violação. Sofreu agressão física, tomava choques diários, ficou trancada em cela úmida sem um único cobertor para se aquecer e tomou as famosas injeções de "entorta", que causavam impregnação no organismo e faziam a boca encher de cuspe. Deixada sem água, muitas vezes, ela bebia a própria urina para matar a sede. Tomava banho de mergulho na banheira com fezes, uma espécie de castigo imposto a pessoas que, como Sônia, não se enquadravam às regras. Por diversas vezes, teve sangue retirado sem o seu consentimento por vampiros humanos que enchiam recipientes de vidro, a fim de aplicá-lo em organismos mais debilitados que o dela, principalmente nos pacientes que passavam pela lobotomia. A intervenção cirúrgica no cérebro para seccionar as vias que ligam os lobos frontais ao tálamo era recorrente no Colônia.

Embora tenha sido considerada uma técnica bárbara da psicocirurgia, a lobotomia ainda é realizada no país.

As décadas de encarceramento deixaram em Sônia marcas físicas dos maus-tratos. Para curar as feridas abertas em seu corpo, ela jogava esmalte por cima da pele, provocando infecções difíceis de curar. Num dia de fúria e dor, arrancou o próprio dente com um alicate, porque não aguentava mais sentir o rosto latejar. Respondeu com violência ao período mais cinza da sua vida. Passou a ser temida, aprendeu a odiar. Foi vítima, mas também algoz. Apanhou muito, no entanto, vangloria-se de ter revidado e agredido funcionários e pacientes.

Assim como a interna Celita Maria da Conceição, ela passou as próprias fezes no corpo durante o período em que esteve grávida no hospital. Questionada sobre o ato repugnante, Sônia justificou:

— Foi a única maneira que encontrei de ninguém machucar meu neném. Suja deste jeito, nenhum funcionário vai ter coragem de encostar a mão em mim. Assim, protejo meu filho que está na barriga.

O repelente humano foi adotado no Colônia por outras gestantes. Apesar de Sônia ter tido dois filhos biológicos dentro do hospital — a menina morreu, e o menino, hoje com trinta e um anos, está preso —, seu coração elegeu uma paciente como filha adotiva.

Em 2003, quando teve a chance de ganhar um endereço, bateu pé. Só deixaria o Colônia se pudesse levar Terezinha com ela. Saíram juntas do hospital, de mãos dadas, pelo portão principal da unidade. Não olharam para trás. Quando se aproximaram da residência terapêutica onde iriam morar com outras cinco ex-internas do hospital, entraram desconfiadas. Os serviços residenciais terapêuticos são locais de moradia destinados a pessoas com longas internações que não têm possibilidade de retornar para as famílias.

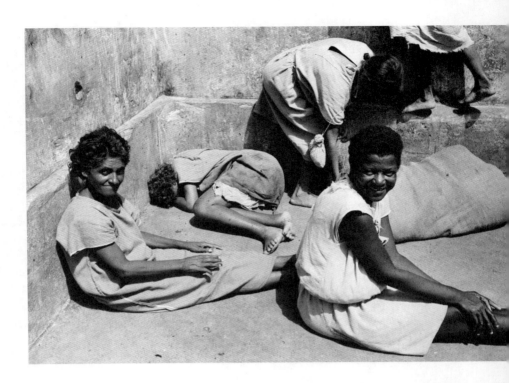

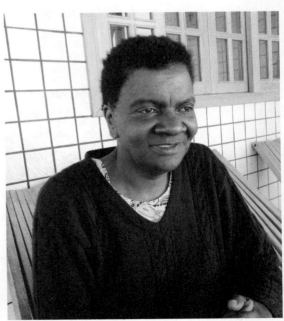

Sônia Maria da Costa, falecida, sobrevivente do holocausto, em foto de 1961 e outra mais recente.

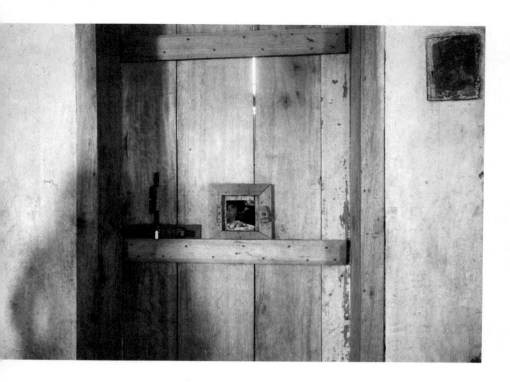

Imagem revela o encarceramento de pacientes dentro do hospital.

As duas ainda estavam com as mãos entrelaçadas quando passaram pela varanda. Dentro da casa, havia um cheiro bom de comida. Não tiveram que se despir, não foram amarradas, nem obrigadas a tomar banhos coletivos. Nada de água gelada. Precisariam se acostumar ao privilégio da individualidade. Ter seu próprio sabonete e toalha era uma grande novidade. Sentiram-se confusas ao descobrirem que havia um guarda-roupa para cada uma. Era a primeira vez que teriam algo seu.

Com a emissão de novos documentos, viabilizada pelo Ministério Público, as duas foram incluídas no Benefício de Prestação Continuada, concedido pela

Lei Orgânica de Assistência Social a pessoas com necessidades especiais. Passaram a ter direito a um salário mínimo e mais bolsa de R$ 240 mensais oferecida pelo programa "De volta para casa", do Ministério da Saúde, instituído em 2003, por meio de assinatura de lei federal. A norma dispõe sobre a regulamentação do auxílio-reabilitação psicossocial a pacientes que tenham permanecido em longas internações psiquiátricas, nas quais ficaram submetidos à privação de liberdade. Logo que a lei foi criada, 2.600 pessoas foram atendidas em todo o território nacional. Uma das justificativas do programa é consolidar o processo de desinstitucionalização, com base na redução gradual de leitos hospitalares de longa permanência.

Empoderadas financeiramente, Sônia e Terezinha passaram a consumir. O mesmo aconteceu com os outros 160 pacientes que ocupam as vinte e oito residências terapêuticas existentes em Barbacena. A injeção de recurso na economia seduziu o comércio local. De lá para cá, os loucos que tanto envergonharam a cidade passaram a ser disputados por vendedores e lojistas. Sônia adquiriu o hábito de comprar sapatos, um luxo para quem passou a vida inteira com os pés no chão. Os cabelos brancos ficaram negros de novo com as tinturas vendidas no mercado da beleza. Comprou vestidos — às vezes, usa mais de um ao mesmo tempo —, ganhou identidade. Também desenvolveu diabetes, resultado não só dos anos de iniquidade, mas também da descoberta do refrigerante já com meio século de vida, uma delícia da qual ela nunca mais quis abrir mão. Os prediletos são os de uva e o guaraná, mas, desde que não falte, ela toma qualquer um. Os doces entraram no cardápio. A glicose da ex-paciente do Colônia disparou. Para ela, comer ganhou novo sentido. Sônia não sabia que o almoço e o jantar poderiam ter sabor a ponto de despertar o paladar. A tal "comida boa" virou fixação.

Apesar do analfabetismo, ela criou um método próprio para lidar com o dinheiro. Aprendeu que a nota da onça-pintada, R$ 50, era a que valia mais. A do mico-leão-dourado, R$ 20, dava para comprar brincos, batom, esmalte e ainda sobrava troco. Com R$ 10, a nota da arara, ela conseguia trazer para casa dois litros de refrigerante, biscoitos e pão. Com a da tartaruga marinha não fazia quase nada, afinal são poucas as coisas que se pode comprar com R$ 2. Assim, com a ajuda dos bichos da fauna brasileira impressos na moeda nacional, ela tem conseguido se virar e fazer as próprias contas.

Em 2011, Sônia realizou sua maior ousadia. Para quem passou cinquenta anos presa nos porões da loucura, conhecer Porto Seguro, na Bahia, foi uma dádiva na vida dessa mulher. De uma única vez, ela experimentou o gosto da liberdade, a sensação de andar de avião, quase como se tivesse "ganhado asas", e de ver o mar. Teve medo ao mirar aquele mundão de água, no qual os olhos não alcançam o fim. Conheceu, então, o prazer das boas descobertas, sentindo-se inteira pela primeira vez em sessenta e um anos de vida. Começava a tomar consciência da sua humanidade, era quase feliz.

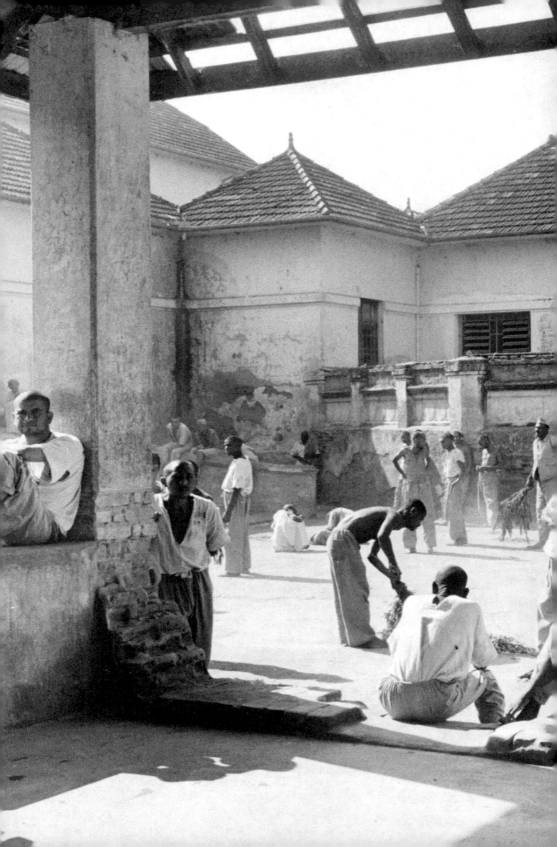

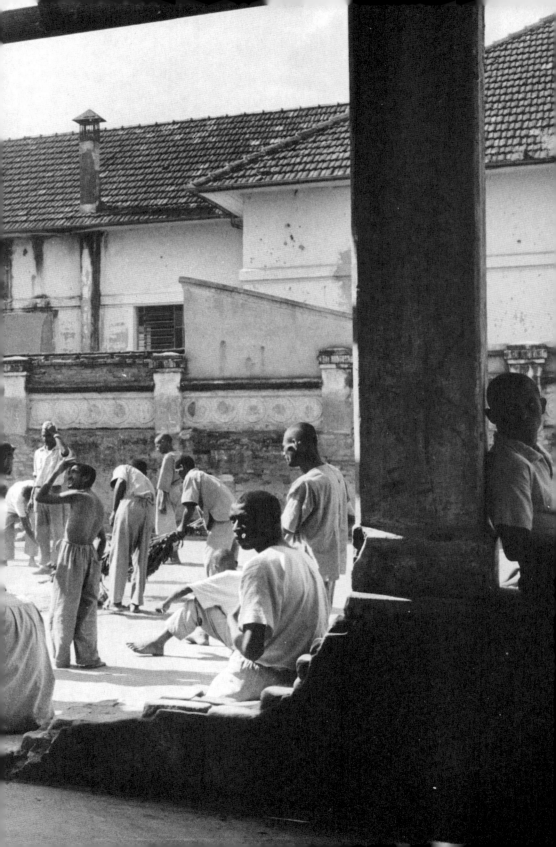

O único homem que amou o Colônia

— Ô Raul. Corre, que seu filho está nascendo.

O mestre de obras do Colônia, Raul Ferreira Carneiro, largou as ferramentas no chão e seguiu em direção à chácara do sogro, Adolfo Cisalpino de Carvalho, administrador do hospital em 1925. Quando chegou à casa rústica, a esposa, Yolanda, já tinha dado à luz seu terceiro herdeiro. Luiz Felipe Cisalpino Carneiro, o filho macho, nasceu forte e chorou tão alto, que os pacientes do hospício puderam ouvir, já que a residência do administrador tinha sido erguida no mesmo terreno do hospital. Apesar da proximidade com o inferno, a moradia era considerada um paraíso por seus habitantes. Rodeada por árvores frutíferas que ocupavam boa parte do jardim, tinha ainda uma horta bem-cuidada. Verduras e legumes garantiam fartura no prato da família que, anos mais tarde, somava nove filhos.

O menino Luiz Felipe cresceu correndo por aquelas bandas, respirando o ar puro da Zona da Mata, enquanto o pai construía os novos prédios da instituição psiquiátrica. Até hoje lembra os cheiros que marcaram sua infância de encantamento, aquecida pela fogueira acesa nas noites de lua cheia, quando o som da viola animava as madrugadas dos Cisalpinos. No entanto, à medida que o garoto ganhava idade, seu olhar ia mudando. Ouvia tantas histórias sobre os loucos perigosos, mas não conseguia compreender como aqueles homens que ele via trabalhando sem trégua ofereciam tanto risco.

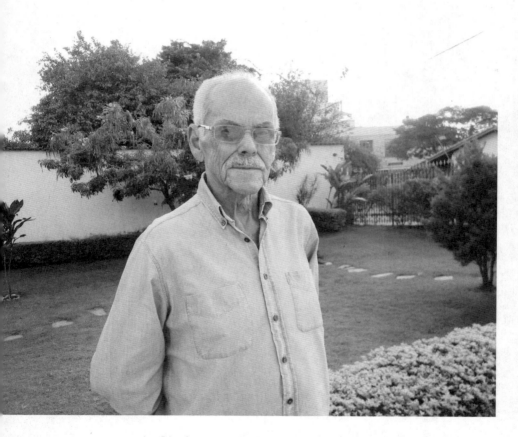

Luiz Felipe Carneiro, neto do administrador do hospital, nasceu dentro do hospício.
Foto mais recente.

— Mas que loucura eles têm? — perguntava a si mesmo, sem coragem de questionar os mais velhos.

O menino intuía que alguma coisa estava errada. Da varanda da casa colonial, Luiz Felipe via os pacientes abrirem estrada na enxada. A ferramenta também era utilizada na plantação. Registros da instituição apontam que, em 1916, quase metade da receita do hospital foi garantida pelo suor dos pacientes e pela venda dos alimentos que eles plantavam. Com a colheita de dez alqueires de milho, cinco de batata-doce, nove de feijão e nove hectares de mandioca, os negócios no Colônia iam bem. O faturamento era garantido, ainda, pelo uso da mão de obra dos internos no conserto de vias públicas, limpeza de pastos, preparação de doces. A venda de roupas — 4 mil peças só naquele ano — também era negócio lucrativo.

De longe, Luiz Felipe observava a lida daquela gente. Não pareciam doentes, mas escravos, embora a escravatura no Brasil tivesse terminado havia quase trinta anos. Não sentia medo deles, guardando segredo sobre a afeição que nutria por aqueles homens diferentes e até engraçados que celebravam suas próprias missas, a despeito da condenação da Igreja. Proibidos de pisar na Capela Nossa Senhora das Graças, construída dentro do Colônia, eles criaram seus próprios altares. Para provocar a Igreja, alguns pacientes intitulavam-se "bispos" e roubavam a audiência dos cônegos. As celebrações conduzidas pelos considerados privados de razão eram as mais disputadas da instituição. Aliás, aquelas rezas simplórias faziam muito mais sentido do que as balbuciadas em latim. Aquilo, sim, era linguagem de doido.

Aos doze anos, o garoto deixou o Colônia. O dinheiro que seu pai ganhava em Barbacena já não dava mais para sustentar família tão numerosa. Raul Carneiro levou a família para o Rio, onde comprou casa num bairro despovoado, o Leblon, localizado na Zona Sul. Lá, o patriarca terminou a vida construindo arranha-céus. Mas foi em Belo Horizonte que Luiz Felipe se formou médico na Universidade Federal de Minas Gerais. Ao ler o primeiro livro do filósofo francês Michel Foucault, *Doença mental e personalidade*, lançado em 1954, o médico recém-formado começou a mergulhar no enigmático universo da loucura. Acabou se especializando em laboratório de análise, hoje conhecido como patologia clínica. Por ironia do destino, foi trabalhar com o irmão, chefe do laboratório do Instituto Raul Soares, conhecido hospital psiquiátrico da capital mineira.

Adotou o socialismo como filosofia, indo a Cuba conhecer de perto um de seus hospícios. Tornou-se ateu como Fidel Castro, o revolucionário comunista a quem passou a admirar. Montou seu próprio laboratório, em Belo Horizonte, mas chegou a perder clientes por não concordar com o excesso de exames solicitados pelos jovens e inseguros médicos, um exagero que obrigava a furar crianças sadias para colher sangue em busca de diagnósticos mirabolantes. Talvez, por isso, não tenha enriquecido como boa parte dos proprietários de laboratório que conheceu.

Pai de quatro filhos, Luiz Carneiro enviuvou, casou-se de novo e hoje, aos noventa e quatro anos, mantém hábitos simples. Vive numa casa localizada na Zona Leste da capital mineira, onde faz questão de manter o jardim dos tempos de criança. Só tomou conhecimento das atrocidades passadas no hospital de Barbacena décadas depois de ter saído de lá, quando descobriu que os homens que abriam caminhos do progresso estavam privados de ir e vir.

Apesar de ter nascido no hospício, berço de uma tragédia silenciosa, seus olhos de criança pouco puderam ver. Hoje, entende por que ninguém consegue enxergar o Colônia através do seu olhar e muito menos amá-lo como ele.

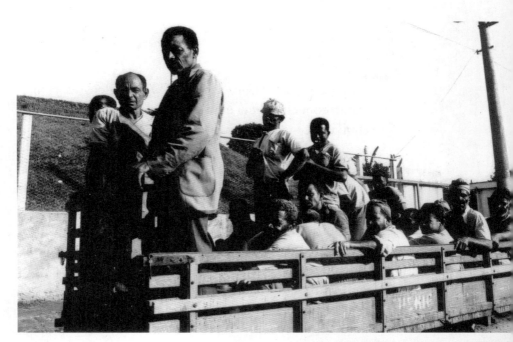
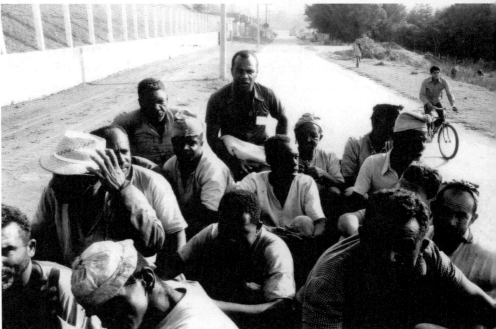
Pacientes saindo do hospital para trabalhar em funções pesadas e sem remuneração.

* * *

Assim como Luiz Carneiro, Alba Watson Renault, comerciante com cinquenta e nove anos, passou toda a infância em Barbacena. Não dentro do terreno do hospital como o neto do administrador, mas na rua Henrique Diniz, localizada em frente à ala feminina do Colônia. Neta de Zenon Renault, o farmacêutico da instituição psiquiátrica, ela também cresceu vendo homens e mulheres vestidos com o famoso azulão — uniforme de brim azul —, trabalhando nas ruas da cidade. Porém, como a maioria, Alba presenciou o lado sombrio da história, quando assistiu, por anos a fio, aos doentes capinando as ruas do município.

Os doidos passavam na porta da casa dela em silêncio, de cabeça raspada, sempre descalços. A cena nunca lhe saiu da cabeça. Aqueles seres esquálidos não provocavam pavor em ninguém, nem mesmo na menina que assistia penalizada ao cortejo dos pacientes. Na marcha diária, muitos deles seguiam em direção ao Cemitério da Paz conduzindo uma carroça de madeira de tração animal com uma cruz vermelha pintada nas laterais. Símbolo da morte no hospital, a carroça atravessava os pavilhões, diariamente, em busca de novos mortos. A viagem fúnebre só terminava quando os corpos eram recolhidos e transportados.

De outras vezes, Alba via os internos passarem em frente de casa carregando caixões rústicos que voltavam sempre vazios. Como a avó materna morava na rua Professor Pires de Moraes, que dá acesso ao cemitério, a neta se escondia para acompanhar o estranho ritual que se repetia mais de uma vez ao dia. Estava espiando quando os pacientes cavavam buracos e despejavam seus pares em valões, cobrindo com terra preta. De longe, não conseguia ouvir o que diziam enquanto enterravam as pessoas que dividiram com eles um lugar no Colônia, mas o som se assemelhava a um lamento. Finalizada a tarefa, eles faziam o caminho de volta de cabeça baixa e, às vezes, cantando, como se a música pudesse abafar o sentimento de dor causado pelo sepultamento desumano.

— Dona, não entra aí, tem macumba — gritou André dos Santos, menino de oito anos que mora em frente ao Cemitério da Paz. Sem portão, o que se vê hoje é uma área de 8 mil metros quadrados tomada por mato alto e detritos. Por entre as sepulturas, há preservativos usados e restos de latas de alumínio utilizadas no consumo de crack. Esse é o local onde são mantidos os 60 mil mortos do Colônia. Enterradas em covas rasas, as vítimas de tratamento cruel não alcançaram respeito nem na morte. Seus túmulos vêm sendo depredados ao longo do tempo, e nem mesmo os ossos revelados conseguiram reverter o descaso imposto aos excluídos sociais.

Construído junto com o Hospital Colônia, no início do século XX, o Cemitério da Paz, cuja área pertence à Fundação Hospitalar do Estado de Minas Gerais, está desativado desde o final da década de 1980. A explicação do psiquiatra Jairo Toledo, que respondeu pela direção do Centro Hospitalar Psiquiátrico de Barbacena até março de 2013, é que o terreno está saturado.

— Como ele não absorvia mais a demanda, nós o desativamos. O cemitério foi criado praticamente junto com o hospital, por isso, a leitura que faço é que os doidos, assim como os negros, não eram enterrados junto com os normais — acredita Toledo, ao se referir à discriminação imposta àquela população.

Considerado um território de grande valor histórico, o Cemitério da Paz já poderia ter seu cenário modificado. No final de 2007, a prefeitura de Barbacena, com o apoio do Instituto Estadual do Patrimônio Histórico e Artístico de Minas Gerais (Iepha), lançou um concurso nacional para criar, naquele espaço abandonado, um Memorial de Rosas, unindo, assim, os dois símbolos da cidade: a loucura e as flores, já que o município é um dos maiores exportadores de rosas do país.

O objetivo do memorial, que ainda está no papel, é transformar o local em marco da história da psiquiatria mineira. O projeto vencedor criou uma passarela suspensa no terreno, preservando o passado. Além de conservar os túmulos, propõe a revitalização do espaço que é o símbolo do que se passou nos porões da loucura. Os subterrâneos da razão provocaram tantos óbitos que os corpos somavam pilhas de cadáveres. Nem todos, porém, foram enterrados.

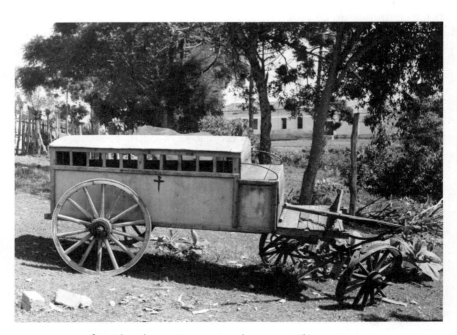

Carrocinha onde os mortos eram carregados para o cemitério.

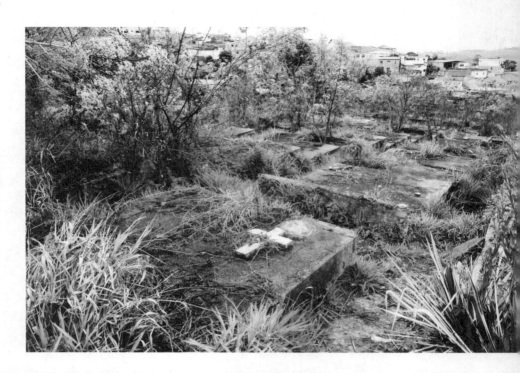

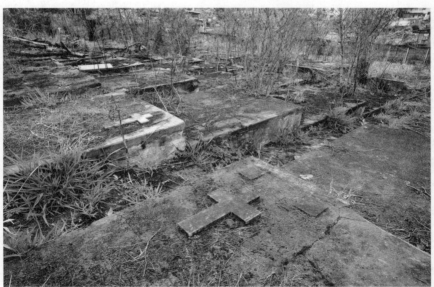

O abandonado Cemitério da Paz, onde os 60 mil corpos estão enterrados.
Fotos: Roberto Fulgêncio/ *Tribuna de Minas*.

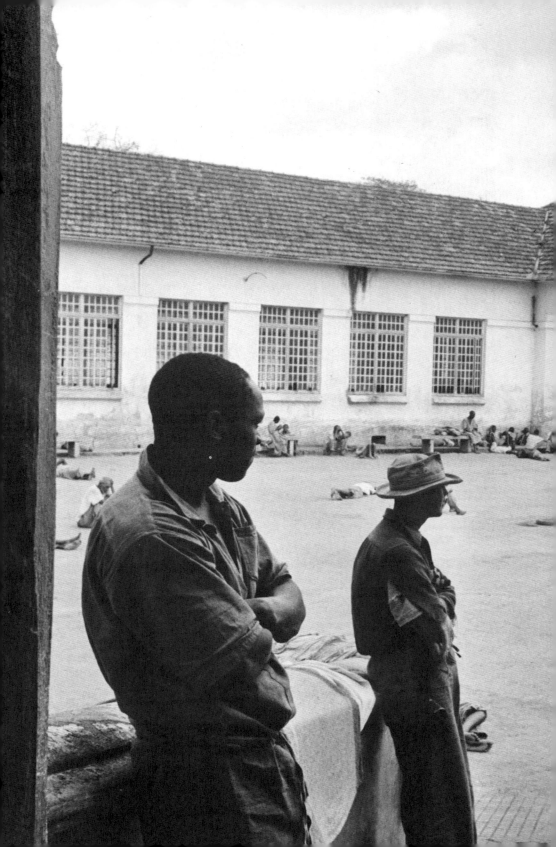

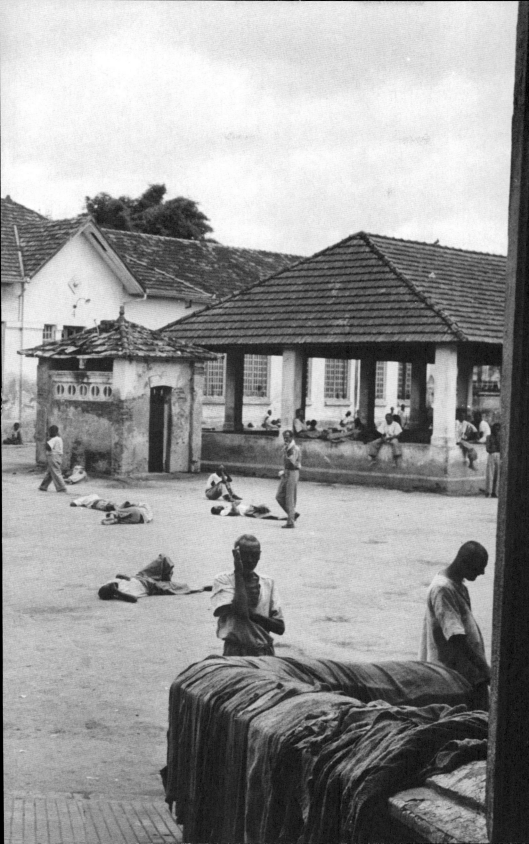

A venda de cadáveres

O sino do Instituto Granbery, em Juiz de Fora, acabara de soar anunciando o término da aula. O professor Ivanzir Vieira despediu-se dos alunos e rapidamente ganhou a calçada da rua Batista de Oliveira, naquele março de 1970. Caminhava em direção à Faculdade de Farmácia e Odontologia da Universidade Federal de Juiz de Fora, localizada na rua Espírito Santo, a dez minutos dali. Estava a um mês de completar três anos de admissão no ensino superior, mas sentia como se tivesse conquistado a vaga ontem. Aos trinta anos, largou o emprego estável na indústria de cigarros, a Souza Cruz, em Poços de Caldas (MG), ao perceber que estava colocando todo seu conhecimento em prol de uma causa que não era a sua. Formado em farmácia pela UFJF, tinha outros ideais, como a pesquisa e o ingresso na academia, que acabou acontecendo em 27 de março de 1968, dois anos depois de sua saída da indústria.

A aula na faculdade estava marcada para as 9h10, e o professor, então com trinta e quatro anos, fazia questão de pontualidade. Estava a poucos minutos de descobrir que aquele não era um dia igual aos outros. Ao iniciar a subida da rua Espírito Santo, sentiu algo estranho no ar. Próximo à escola de farmácia e odontologia, viu duas moças que passavam em frente ao portão da faculdade colocando a mão no nariz, numa evidente demonstração de repugnância. A atitude das jovens chamou sua atenção. Estranhou ainda mais ao perceber que os alunos não estavam aglomerados na porta da escola como de costume. Chegou a pensar que havia se equivocado de data, já que aos sábados não tinha aula. Lembrou-se, contudo, de que era sexta-feira, porque havia combinado de se encontrar com um amigo no clube, à noite, para colocar o papo em dia.

— Uai, cadê os alunos? Será que meu relógio parou? — questionou-se Ivanzir, um pouco confuso.

Resolveu conferir e percebeu que os ponteiros estavam funcionando. Lembrou-se também do sino do Granbery, sempre preciso, e concluiu que estava no horário e dia certos. Ao se aproximar do portão, um forte odor o atingiu com violência. Pareceu que, dentro do prédio, havia centenas de ratos mortos já em estado de putrefação. O que provocava isso? Seu "nariz de farmacêutico" descartou o gás sulfídrico utilizado algumas vezes por alunos em brincadeiras de mau gosto. Resolveu enfrentar o mal-estar, avançando escola adentro. Ao final do corredor, Ivanzir surpreendeu-se com o que viu. No pátio interno da faculdade havia dezenas de cadáveres espalhados pelo chão em grotescas posições. Parecia que um maníaco sexual havia passado por ali. Os corpos das mulheres, com as saias ou camisolas erguidas, pernas abertas, desnudando sua intimidade. Os homens, com as calças e cuecas — sujas umas, imundas outras — baixadas. As fisionomias eram pálidas, esquálidas. Barbas crescidas, cabelos desgrenhados, pareciam egressos de um manicômio. O cheiro não deixava dúvida de que estavam mortos havia dias. O farmacêutico ficou atônito.

Ainda atordoado, o professor contemplou uma idosa de cabelos brancos aos seus pés, também com a saia erguida. A fisionomia maternal, até agradável, parecia querer esboçar um sorriso na boca desdentada. Ivanzir sentiu-se invadido por uma tristeza profunda, imaginando por que não poderia ter vivido mais tempo alguém com uma simpatia que vencera a morte. O mistério, porém, continuava. Até poderia entender a presença de cadáveres numa faculdade que os utilizava, como a de medicina, mas a odontologia praticamente não precisava deles em suas aulas. Por que tantos? E qual a razão das posturas chocantes? Onde estavam os professores, serventes e alunos? Sua cabeça fervia.

Permaneceu observando a cena sem saber que atitude tomar. O silêncio reinava de forma incomum num local onde o barulho de carros era frequente. Até a cantina estava fechada. Não sabia se ficava ou fugia daquela visão perturbadora. O professor não se deu conta de quanto tempo permaneceu ali, inerte, até que um barulho o alertou. Descendo as escadas do segundo andar, apareceu Salvador, funcionário da Faculdade de Medicina, quem o professor conhecia.

— Olá, Ivanzir. Tudo bem? Por que veio trabalhar hoje? Não sabe que o diretor liberou os professores e alunos?

O tom despreocupado do técnico indicava que o mistério estava próximo do fim.

— O que aconteceu aqui, Salvador? Que susto levei com esses corpos! Parece até cena do inferno de Dante. E olha que falo com conhecimento de causa, pois já folheei *A divina comédia* e vi as gravuras — tentou brincar Ivanzir, embora ainda estivesse se refazendo do impacto que sentiu.

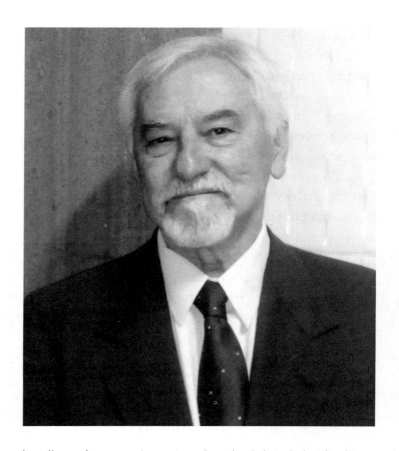

Ivanzir Vieira, professor universitário que testemunhou a chegada de um dos lotes de cadáveres adquiridos pela Universidade Federal de Juiz de Fora.

— Rapaz, que luta! Essa madrugada uma camioneta de Barbacena chegou lotada de cadáveres. O responsável localizou o diretor da medicina e ofereceu cada corpo por 1 milhão (cerca de R$ 364 nos dias atuais). Se a universidade não quisesse, já tinha comprador no Rio de Janeiro. Claro que o diretor não podia perder a oportunidade. Estávamos apenas com seis cadáveres, e o preço estava bom. Além disso, trinta corpos suprem as necessidades do ano inteiro. Com isso, fui tirado da cama e vim para cá. Estou caindo de cansaço e sem ajudante até agora, tendo de formolizar todo esse material antes de colocar os cadáveres nos tanques.

O farmacêutico retrucou:

— Por que não foram para a medicina, Salvador, se a faculdade estava somente com seis corpos?

— Nossos tanques estavam repletos de peças prontas para o primeiro ano, com a pele retirada, a musculatura exposta, membros destacados para estudos mais especializados. Aqui estava vazio, e os homens se entenderam.

— Eu não sabia que a universidade comprava corpos. Isso me parece crime. Como ela contabiliza tais gastos? Duvido que haja uma conta para "compra de defuntos" — questionou Ivanzir, já um pouco irritado.

— Isso eu não sei. Mas se ela não comprar, está cheio de faculdade que compra — respondeu o técnico, enquanto se abaixava para introduzir, numa incisão feita na virilha do corpo da idosa, o tubo que lhe permitiria injetar o formol e paralisar a decomposição.

Ivanzir compreendeu, então, a causa de as roupas estarem levantadas. Nesse momento, recordou-se das histórias que diziam sobre os loucos nos sanatórios de Barbacena que, nas geladas noites da cidade serrana, eram enviados para os pátios, com as vestimentas molhadas, e ali largados para morrer. Então, era verdade, pensou. Contemplou de novo a idosa que não teve valor em vida e cujo corpo era disputado por abutres humanos. Compreendeu o simbolismo daquele leve sorriso estampado no rosto de quem vencera a morte. Ela não mais estava ao alcance deles.

Documentos do livro de registros do Colônia confirmam a venda de peças anatômicas.

* * *

Além daqueles trinta cadáveres, outros 1.823 corpos foram vendidos pelo Colônia para dezessete faculdades de medicina do país entre 1969 e 1980. A subnutrição, as péssimas condições de higiene e de atendimento provocaram mortes em massa no hospital, onde registros da própria entidade apontam dezesseis falecimentos por dia, em média, no período de maior lotação. A partir de 1960, a disponibilidade de cadáveres acabou alimentando uma macabra indústria de venda de corpos.

Só a Universidade Federal de Minas Gerais (UFMG) adquiriu 543 corpos em uma década. Já a UFJF foi responsável pela compra de 67 cadáveres entre fevereiro de 1970 e maio de 1972. Documentos do hospital mostram que, na remessa feita em março de 1970, testemunhada por Ivanzir, havia pessoas procedentes de Belo Horizonte, Itambi, Sobrália e Itapecerica. Todos eles municípios mineiros. Na entrega de 1971, os mortos eram de pelo menos quinze cidades do estado, como Belo Horizonte, Governador Valadares, Brasília de Minas, Leopoldina, Palmital, Raul Soares, entre outros. Nenhum dos familiares dessas vítimas autorizou a comercialização dos corpos.

Os corpos dos transformados em indigentes foram negociados por cerca de cinquenta cruzeiros cada um. O valor atualizado, corrigido pelo Índice Geral de Preços (IGP- DI) da Fundação Getúlio Vargas, é equivalente a R$ 200 por peça. Entre 4 e 19 de novembro de 1970, foram enviados para a Faculdade de Medicina de Valença quarenta e cinco cadáveres negociados por 2.250 cruzeiros o lote. Corrigido pelo IGP-DI, o lote saiu a

R$ 8.338,59. Em uma década, a venda de cadáveres atingiu quase R$ 600 mil, fora o valor faturado com o comércio de ossos e órgãos.

O fornecimento de peças anatômicas, aliás, dobrava nos meses de inverno, época em que ocorriam mais falecimentos no Colônia, se comparada ao período de verão. Em junho de 1971, a venda de corpos pela instituição atingiu 137 peças contra sessenta e quatro negociadas em janeiro daquele mesmo ano. Paulo Henrique Alves, setenta e um anos, psiquiatra de Belo Horizonte, era estudante da Faculdade de Medicina da UFMG em 1967, quando, aos vinte e três anos, teve contato com uma das remessas do Colônia usadas para dissecação nas aulas de anatomia.

— No primeiro ano de medicina, não tínhamos ideia da crueldade que estava por trás daquelas peças. Às vezes, ao dissecarmos um pulmão, percebíamos a presença de tuberculose, e os professores diziam que isso era comum nos cadáveres de Barbacena. Também chamava a atenção a magreza dos corpos usados nas aulas de anatomia. No entanto, a própria questão da loucura era uma coisa distante para mim naquele momento. Mais tarde, comecei a tomar conhecimento do que se passava naquele hospital. Aí passei a ser crítico de tudo aquilo — revelou Paulo Henrique, que em 2011 retornou da África para o Brasil, onde esteve em missão pela organização internacional Médicos Sem Fronteiras.

Quando os corpos começaram a não ter mais interesse para as faculdades de medicina, que estavam abarrotadas de cadáveres, eles eram decompostos em ácido, na frente dos pacientes, dentro de tonéis que ficavam no pátio do Colônia. O objetivo era que as ossadas pudessem, então, ser comercializadas.

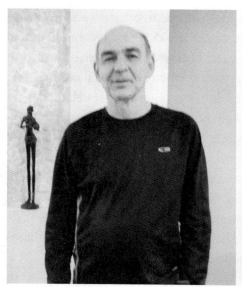 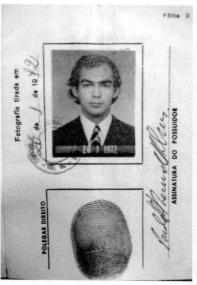

Paulo Henrique Alves,
foto mais recente e da carteira de estudante da época.

— Interrompi o fornecimento de cadáveres, conhecido por comércio da morte, na década de 1980, quando fui diretor da instituição pela primeira vez — afirmou Jairo Toledo, setenta anos, psiquiatra e ex-diretor do Centro Hospitalar Psiquiátrico de Barbacena, antigo hospital Colônia, que teve a última cela desativada somente em 1994.

* * *

O testemunho de Ivanzir Vieira era forte por si só, mas os fatos revelados por ele ganharam contorno ainda mais especial pelas condições em que tive acesso ao seu depoimento. No dia 25 de novembro de 2011, recebi um e-mail na redação da *Tribuna de Minas*. A mensagem estava entre as centenas enviadas para minha caixa postal em razão da série de matérias "Holocausto Brasileiro", veiculadas no jornal entre 20 e 27 de novembro. No contato, ele identificava-se como aposentado da Universidade Federal de Juiz de Fora e nada mais. Quando comecei a ler o anexo, intitulado "Os subterrâneos de uma universidade", pensei tratar-se de ficção. Custei a entender que eram as impressões de quem presenciou o horror de uma remessa de corpos. Isso porque Ivanzir havia colocado pseudônimos na crônica, que, à primeira vista, me pareceu vaga.

Respondi, pedindo a ele mais informações. Ele enviou novo texto, informando o nome verdadeiro do técnico que trabalhava naquele dia: Salvador. Não disse mais nada. Como sempre guardo os e-mails que recebo, decidi reler o de Ivanzir, quando a ideia de escrever este livro me surgiu. Assim, em maio de 2012, voltei ao texto. Quem era aquele homem? Descobri que Ivanzir era professor aposentado da UFJF, onde ministrou aulas nos cursos de farmácia, medicina e enfermagem, como convidado, tendo sido responsável, ainda, por aulas nas ciências biológicas. Aí comecei a ligar os fatos e pensar que aquele homem da história pudesse ser ele. Mas e o Granbery? O que ele estaria fazendo no colégio metodista antes de se dirigir para a Faculdade de Farmácia, onde os corpos estavam? Faltavam muitas peças para finalizar aquele quebra-cabeça. Passei a telefonar insistentemente para os dois números deixados por Ivanzir no e-mail. Os telefones fixo e móvel chamavam, mas ninguém atendia.

Só me restava ir até o endereço que havia mencionado na mensagem: rua Anhanguera, bairro Guaruá. Assim que terminei minha jornada na *Tribuna*, já de noite, parti para lá. Ao me aproximar do endereço, meu coração saltava. Sempre fico assim quando sou tomada pela emoção de uma história. Toquei a campainha por diversas vezes, bati palmas à porta, chamei seu nome. Apesar de as luzes da casa estarem acesas e o carro estar na garagem, ninguém atendeu. Decidi tocar a campainha do vizinho, na esperança de conseguir alguma informação. Dito e feito. Um homem de meia-idade apareceu à porta.

— Oi, sou jornalista e estou procurando por Ivanzir. Sabe que horas posso encontrá-lo em casa?

O interlocutor fez uma cara de surpresa.

— Então, você não sabe?

— Sabe o quê? — perguntei, aflita.

— Ele faleceu há dois meses, em função de complicações no coração.

Agora quem estava atônita era eu.

— Não acredito — foi o que consegui responder.

— Espera aí que vou te dar o telefone da esposa dele. Desde a sua morte, a Jovânia não vem muito aqui, porque a casa tem muitas lembranças.

Minha cabeça fervia. Eu me culpava: havia chegado tarde demais e não teria a oportunidade de entrevistar uma testemunha-chave como Ivanzir.

O vizinho escreveu num papel o telefone de Jovânia. Eu estava muito desapontada. Sentei no carro e precisei ficar ali, por uns instantes, para me refazer. Quando cheguei em casa, quase meia-noite, fui direto para o computador. Precisava descobrir mais sobre Ivanzir. Encontrei uma página dele no Facebook, ainda ativa, apesar de sua morte, com diversos comentários antigos que revelavam um pouco da sua personalidade e irreverência. Lamentei por não tê-lo conhecido. Ainda na rede social, vi uma foto dele, um homem ainda bonito aos setenta e seis anos.

Estava decidida a saber tudo sobre ele e, principalmente, sobre o que aconteceu naquele dia em que ele testemunhou o comércio de corpos. Embora o professor não tivesse mencionado datas na sua mensagem, pude reconstituí-las com base nos seus documentos pessoais e no material que recolhi no hospital. Na carteira de trabalho de Ivanzir, descobri que ele também foi professor no Granbery, dando aulas no instituto de 1º de março de 1967 a 30 de julho de 1970. A contratação na UFJF se deu em 11 de março de 1968. Como uma das remessas de corpos para a UFJF ocorreu em fevereiro de 1970, pude fechar as datas, já que em julho daquele ano ele se desligou do Granbery. Também confirmei que, em 1970, Salvador era técnico de anatomia da Faculdade de Medicina da UFJF.

Na manhã seguinte, telefonei para Jovânia. Difícil explicar para a viúva sobre um e-mail que Ivanzir tinha enviado para mim em vida. Apesar do luto, Jovânia concordou em me receber um dia depois. Imprimi o e-mail do professor, para que pudesse mostrar a ela. Fui ao mesmo endereço indicado no contato, e, dessa vez, ao tocar a campainha, a porta se abriu. Jovânia estava meio desconcertada. Após os cumprimentos, ela disse que só me recebeu por educação, já que não poderia autorizar nada em nome do marido morto em 26 de março de 2012.

— Jovânia, não estou aqui para pedir sua autorização, pois Ivanzir já o fez. Vim apenas conversar.

Com as mãos trêmulas, ela pegou o e-mail, desconfiada. Ao final da leitura, caiu em prantos, e eu também. Por uma felicidade do destino, Ivanzir autorizou textualmente o uso daquela informação, como se, inconscientemente, soubesse que iria morrer em breve e que não teríamos tempo de conversar.

De: Ivanzir Vieira [mailto:ivanzirvieira@oi.com.br]
Enviada em: sexta-feira, 25 de novembro de 2011 14:52
Para: Redação Geral
Assunto: SUBTERRÂNEOS DE UMA UNIVERSIDADE

Prezada Daniela Arbex:

Creio que você sabe do quanto nos orgulhamos de seu jornalismo sério e de como ele vem contribuindo para ajudar os socialmente mudos. Parabéns! Lendo "Denúncias..." e "Ali tinha crime de lesa-humanidade", lembrei-me de ter escrito um pequeno artigo no qual abordava, também, o tráfico de corpos e que, de alguma forma, esse pudesse ser-lhe útil. Pode utilizá-lo como quiser, total ou parcialmente, sem nenhuma restrição de minha parte. Eu me sentirei honrado em contribuir.

Ivanzir Vieira – Apos. UFJF
Rua Anhanguera, 100 – Guaruá
36021 – 370 JUIZ DE FORA – MG

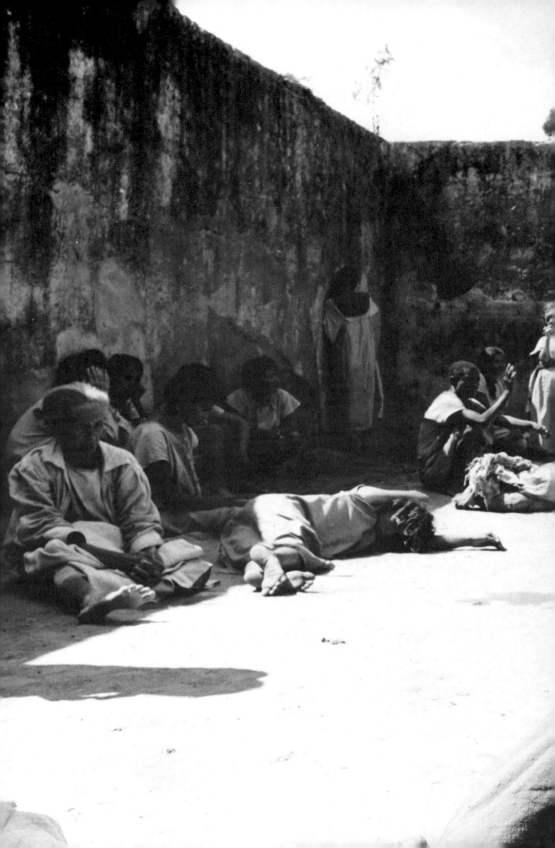

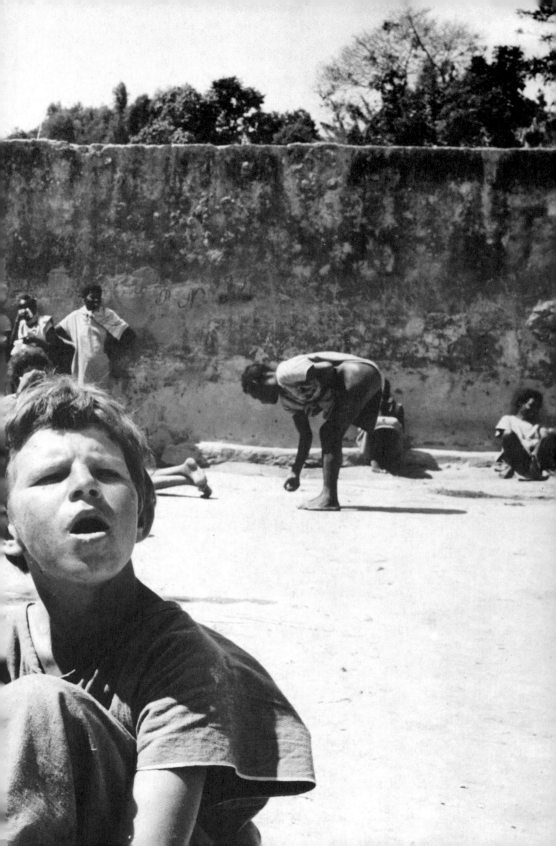

Os meninos de Oliveira

Quando o superintendente do serviço de psiquiatria da Fundação Educacional de Assistência Psiquiátrica, Ronaldo Simões Coelho, pisou no terreno do Hospital de Neuropsiquiatria Infantil, localizado no município de Oliveira, no oeste do estado, tomou um susto. Logo ao chegar ao hospital do estado, em 1971, avistou um menino "crucificado". Apesar do sol inclemente, o garoto, que aparentava idade inferior a dez anos, estava deitado no chão, com os braços abertos e amarrados e o rosto queimado pela exposição ao calor de quase trinta graus. Voltou-se para a freira responsável pelo setor, esperando alguma explicação.

— Por que esse menino está amarrado nesse solão?
— Se soltar, ele arranca os olhos das outras crianças. Tem mania — respondeu a mulher, com naturalidade.
— E quantos olhos ele já arrancou?
— Nenhum — disse a religiosa.

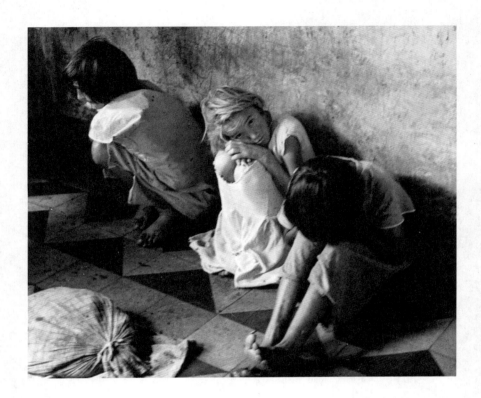

Situações como essa se repetiam diariamente em Oliveira. A instituição, criada em 1924, como hospital psiquiátrico, atendia indigentes e mulheres, mas mudou seu perfil em 1946, quando passou a receber crianças com qualquer tipo de deficiência física e mental, a maioria rejeitada pelas famílias. O depósito de crianças já despertava tristeza por si só. Mas Ronaldo, que esteve lá para conhecer as condições de funcionamento da unidade com capacidade para 300 vagas, descobriu que a realidade poderia ser pior.

Elza Maria do Carmo, filha de Oliveira, tinha nove anos quando foi colocada para fora da ala feminina do hospital por uma menina mais velha do que ela. O ano era 1956. Joice mandou que fosse buscar comida e apontou em direção ao mato. Estava escuro, e Elzinha, como é conhecida até hoje, tentou voltar para o quarto, mas a garota não a deixou entrar. Esta tapou a boca da pequena, para que o choro não acordasse ninguém. Sem opção, Elza seguiu para o local indicado, embora não conseguisse enxergar o caminho. Entrou no meio da vegetação e, apesar do medo, cumpriu a "ordem". Esperava que as freiras dessem conta da sua ausência, mas o tempo passava e nada. A caminhada noite adentro foi interrompida abruptamente. Um homem velho e gordo a puxou com violência. Assim como Joice, ele impediu que a menina gritasse. Cheirava a bebida. Surpreendeu Elzinha por trás e a imobilizou pela cintura. Conseguiu abafar os gritos dela com as mãos, quase a sufocá-la.

— Eu estava de blusa e saia. Ele tirou minha calcinha e fez maldade comigo. Depois me deixou no mato, ensanguentada, chorando de dor. Fui encontrada pela polícia, que me levou de volta. A dor mais forte, porém, eu senti no coração. Pensei que fosse morrer ali. Acho que morri um pouco — conta Elzinha aos oitenta e três anos. Enquanto fala, ela mantém sobre o colo a boneca que não teve na infância, época em que foi internada em virtude de crises de epilepsia. Sobre as décadas de internação, ela se lembra de tudo, menos de ter brincado.

A violência ocorrida contra a menina e, mais tarde, com outros tantos internados em Oliveira não foi responsável pela interdição do hospital de lá, mas sim uma telha que caiu sobre a cabeça do diretor. Quando o fechamento foi anunciado, em 1976, trinta e três crianças de Oliveira foram enviadas para o Colônia, em Barbacena. Esperavam resgatar, no novo endereço, a infância roubada. Logo perceberam que os tempos eram novos, mas o tratamento, não.

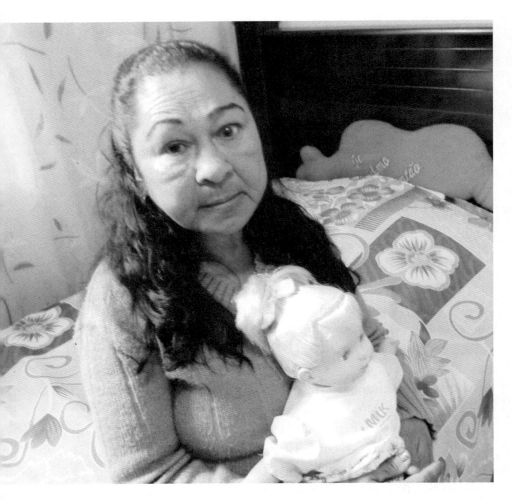

Elza Maria do Carmo em foto mais recente. Sobrevivente do Colônia,
ela foi estuprada dentro de uma instituição psiquiátrica aos nove anos.

Em Barbacena, elas passaram a dividir com os outros pacientes as condições degradantes do hospital. E, apesar de existir uma ala infantil, ela era tão desbotada quanto as outras. A diferença é que lá, em vez de camas de capim, havia berços em que crianças aleijadas ou com paralisia cerebral vegetavam. Ninguém os retirava de lá nem para tomar sol. Quando a temperatura aumentava, os berços eram colocados no pátio, e os meninos permaneciam encarcerados dentro deles. Hiram Firmino, jornalista de Belo Horizonte, o segundo do país a entrar no Colônia, em 1979, ficou tão impressionado com a cena que perguntou a uma secretária o que aconteceria com eles, caso alcançassem a idade adulta. A resposta foi dura como um golpe de navalha.

— Ué? Eles morrem.

A primeira morte que Maria Auxiliadora Sousa de Lima testemunhou no Colônia foi justamente a de uma criança. A jovem funcionária tinha entrado na ala, pela manhã, quando viu um pequeno cadáver, já enrijecido, caído no chão ao lado da cama. Deve ter morrido durante a noite e ficado horas ali, esquecido. Ela deu um grito:

— Ele está morto, gente, corre aqui.

— Dora, você vai ter que se acostumar. Isso acontece todo dia — ouviu de uma colega.

Naquele momento, Dora começou a se desencantar com o emprego. Não queria ser cúmplice da desumanidade. Mais do que isso. Não queria desumanizar-se. Nascida em Barbacena, foi admitida para o emprego no Colônia em 1º de abril de 1978, aos vinte anos, após passar em primeiro lugar no concurso do Estado. Começou trabalhando com os meninos e ficou conhecida pelas crianças da unidade como a Enfermeirinha. Logo descobriu que não havia roupas de cama suficientes, muito menos roupas. Também constatou que as crianças do Colônia recebiam tratamento idêntico ao oferecido aos adultos, permanecendo, inclusive, no meio deles. Aqueles meninos sentiram na pele os maus-tratos das correntes, dos eletrochoques, da camisa de força, do aprisionamento e do abandono.

A nova concursada presenciou, ainda, momentos emblemáticos no hospital, como a cirurgia de lobotomia realizada em um garoto de apenas doze anos que sofria crises de epilepsia. A cirurgia foi feita em 1978, quando uma parte do cérebro do menino foi retirada. A intervenção tem a finalidade de seccionar as vias que ligam os lobos frontais ao tálamo. O procedimento foi utilizado no Colônia com o objetivo de conter a agressividade e fazer os surtos cessarem. O paciente ficou bem, mas muitos doentes passaram a vegetar depois da cirurgia, como João Adão, o último lobotomizado do Colônia, em 1979. A técnica ainda é realizada em algumas cidades brasileiras.

Maria Auxiliadora resistiu somente sete meses. Em 13 de novembro de 1978, no mesmo ano da sua contratação, a Enfermeirinha pediu seu desligamento do emprego público. Levou na lembrança a expressão apavorada do menino de catorze anos que puxou sua saia, implorando que ela impedisse o eletrochoque iminente.

— Não deixe que façam isso comigo, Enfermeirinha.

Foi em vão. Maria Auxiliadora nada pôde fazer. De longe, assistiu ao menino se debatendo, já que as descargas elétricas provocam convulsão. Quando a boca do garoto começou a sangrar, ela saiu de perto. Apesar do pouco tempo na unidade, presenciou o suficiente para não esquecer. Ainda se recorda da distribuição do leite, servido apenas uma vez por semana. Por ser um alimento raro por lá, o dia da entrega deveria ser feliz, mas não era.

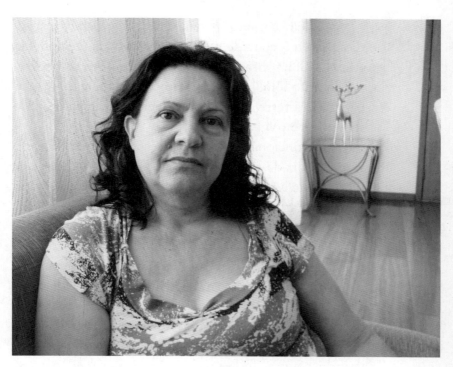

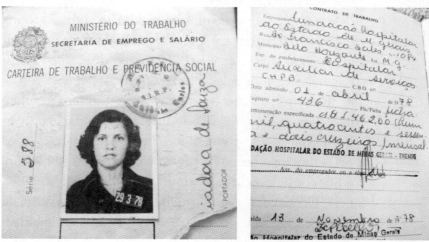

Maria Auxiliadora passou em primeiro lugar no concurso do Estado, mas pediu demissão meses depois ao testemunhar as atrocidades no hospital. Foi chamada pelas crianças de "a Enfermeirinha". Foto da carteira de trabalho dela, com a folha de contratação, à época, e outra mais recente.

— O leite chegava em tambores, e nós éramos instruídas a servir à vontade. Os meninos bebiam até vomitar. Ainda assim, sobrava. Para não sermos punidas, jogávamos o resto fora, já que os recipientes tinham que voltar vazios. Era terrível ver todo aquele leite ir para o ralo sem podermos guardar.

A ex-funcionária, hoje com sessenta e três anos, reside em Juiz de Fora com o marido policial militar e os filhos. Conviveu com Marlene Laureano e disse que ela foi a única parte boa da sua passagem por aquele lugar.

— Ela foi uma mãe para aqueles meninos.

Maria Auxiliadora cita algumas crianças internadas, mas a imagem de Silvio Savat, à época com onze anos, é a que está mais nítida em sua memória. Loiro e de olhos claros, o filho dos ciganos André Savat e Nair Ostite foi criado na ala feminina do hospital. Fotografado em 1979 por Napoleão Xavier, ele aparece na imagem de vestido, como se fosse uma menina. Na ocasião, o corpo dele estava coberto de moscas, dando ao autor da foto a impressão de estar vendo um cadáver. Assim como Elzinha, Silvio havia deixado Oliveira em direção ao Colônia, mas nenhum deles recebia visita das famílias.

Roberto, o único garoto visitado por um familiar, não chegou sequer a sair do hospital para passear, conforme havia sido prometido. Ele era chamado de Ted pelas funcionárias, por se assemelhar a Ted Boy Marino, o lutador de cabelo liso e dourado contratado, em 1965, pela TV Excelsior, onde participava de um quadro de luta livre. O crime de Roberto foi ter nascido com hidrocefalia, problema que provoca inchaço no crânio, mas que tem tratamento. Possuía traços bonitos, mas não atendia aos padrões sociais, experimentando a exclusão. Com doze irmãos, tinha uma mãe carinhosa; entretanto, por ser diferente dos outros, a família decidiu que Roberto não poderia ficar entre eles. De Goiás, Roberto foi despachado para o hospital em Minas. Por isso, quando o pai avisou que ia ver o filho, as funcionárias comemoraram. Finalmente Ted, um dos protegidos de Marlene Laureano, teria um momento feliz. Quem sabe até voltaria para casa?

Quando o homem chegou ao hospital, sua expressão era endurecida. A de Roberto, ao contrário, se iluminou. Com nove anos, ele correu para abraçar o pai, que não via há quase um ano. A emoção do encontro fez o menino ter uma pequena incontinência urinária. Quando chegou perto do pai, algumas gotas de xixi molharam a calça que estava vestindo, a melhor roupa que as funcionárias encontraram. O goiano até tentou esconder o desconforto diante daquela criança desajeitada, mas não conseguiu. Constrangido com o aspecto do filho, o pai disse que sairia para buscar almoço. Deixou a comida lá e nunca mais apareceu. A indiferença paterna atingiu em cheio o coração do menino gordinho e sensível. Deixado para morrer no Colônia, ele foi definhando. Não sucumbiu de fome, nem de frio, como os outros, mas de tristeza.

Aliás, poucos conseguiram resistir a tantas adversidades. Maria Cláudia Geijo, cinquenta e sete anos, é uma das exceções. Permanece internada até hoje no Centro Hospitalar Psiquiátrico de Barbacena. Atualmente, mora em um dos módulos residenciais da instituição, transformada em hospital regional. Sem família, experimenta dias melhores do que aqueles da sua adolescência, quando, aos vinte anos, foi fotografada nua e rastejando no interior da unidade. A prolongada falta de estímulos agravou o quadro psiquiátrico, tornando-a ainda mais dependente. Hoje, ela tem dificuldade para cuidar de si mesma.

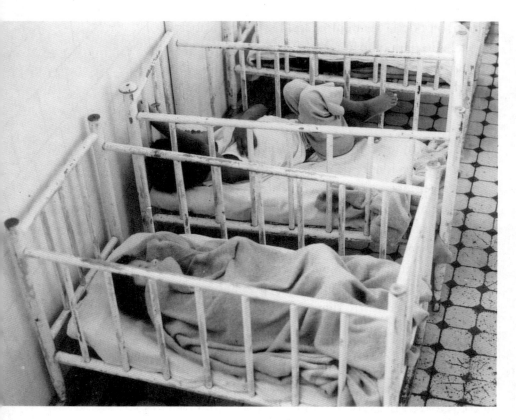

Crianças mantidas em berços dentro do Colônia, de onde não saíam nem para tomar sol.

* * *

O registro de José Machado, o Machadinho, é de número 1.530. A informação que mais se aproxima da verdade é que ele deu entrada na entidade em 1959, conduzido pela polícia, após ser acusado de colocar veneno na bebida de alguém. Ele trabalhava numa empresa de café e, mesmo sem ter sido julgado, foi sentenciado à pena de morte: a internação no Colônia. Inocente, passou a vida encarcerado. Então com oitenta anos, após meio século de institucionalização, precisava de uma cadeira de rodas para se locomover, mantendo-se reticente na presença de estranhos. Fechado dentro de si mesmo, talvez tenha guardado num canto da memória tudo que passou naquele campo de concentração até conhecer um pouco de dignidade.

Além de Maria Cláudia e Machadinho, outros 177 pacientes asilares estão sob a guarda do Centro Hospitalar Psiquiátrico de Barbacena (CHPB), embora a sua sobrevida seja estimada em, no máximo, mais uma década. Quando a história do "Holocausto Brasileiro" começou a ser retratada por mim em 2011, os vivos eram 190.

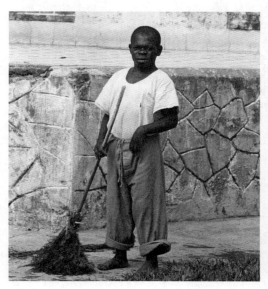 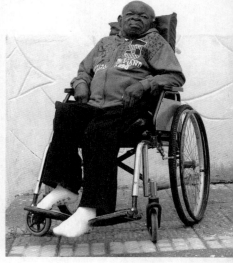

José Machado, o Machadinho, foi sobrevivente do hospital.
Foto de 1961 e uma mais recente. Até falecer, morou dentro do hospital, meio século depois.

Maria Cibele de Aquino, sessenta e oito anos, uma das baixas de 2011, faleceu após cinquenta anos de internação. Despediu-se da vida na companhia das bonecas que ninou durante toda uma vida de aprisionamento. Chegou ao hospício aos catorze anos e nunca saiu de lá. Elzinha teve mais sorte do que Cibele. Recebeu alta em 2004, após trinta e sete anos de institucionalização, quando foi levada para uma residência terapêutica em Barbacena. Com cinquenta e sete anos, foi a primeira vez que morou em uma casa de verdade. Filha de pai e mãe desconhecidos, ela já estava hospitalizada em Oliveira quando tomou consciência de si mesma, ainda na idade infantil. Por isso, ter um lugar seu era mais do que uma libertação. Significava um reencontro com a sua individualidade.

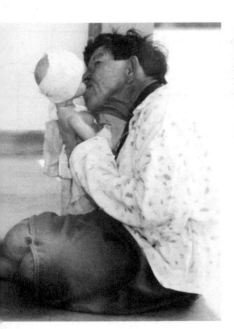 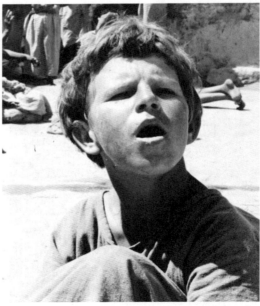

Cibele Aquino, internada aos catorze anos no Colônia, morreu em 2011, aos sessenta e oito anos, dentro do hospital. A foto que abre este capítulo é dela à época da internação.

É difícil compreender como, depois de tantos anos de sofrimento, Elzinha ainda consegue sonhar. O fato é que a casa onde ela vive tem alma. É possível sentir isso desde a entrada, onde a varanda desperta sensação agradável. No imóvel do bairro Belvedere, os tons pastel ficam do lado de fora. Lá dentro, o colorido impera. A colcha da cama da filha de Oliveira é amarela com detalhes em floral. Já a cortina verde é igualmente estampada. A toalha de mesa estendida na copa também tem tons fortes, mas é na sala de estar que Elzinha finalmente conseguiu materializar um desejo antigo: ter sofás vermelhos, quase no mesmo tom do esmalte que usa. A mobília contrasta com o piso claro da sala, reforma custeada por ela e pelas outras cinco residentes do lugar com o benefício de quase mil reais pago pelo governo a cada uma.

A tal comida boa que a ex-interna do Colônia Sônia Maria da Costa tanto se refere também está lá. Na mesa farta, broa, pão, bolo e um riso gostoso de pessoas que se sentem verdadeiramente em casa. O cheiro de café impregna o ambiente. Juntas, elas conversam, assistem à novela, brigam, criam as regras do lugar e tentam reconstruir um mundo novo. Separadas, elas lutam para se reinventar e superar os próprios medos.

— Aqui eu só sinto falta de uma coisa: visita. Seria muito bom se eu tivesse um irmão, alguém que viesse me ver — afirma Elzinha.

Cento e sessenta pacientes vivem hoje nas vinte e oito residências terapêuticas de Barbacena. A maioria oriunda do antigo Hospital Colônia, além de internos da Casa de Saúde Xavier e do Sanatório Barbacena.

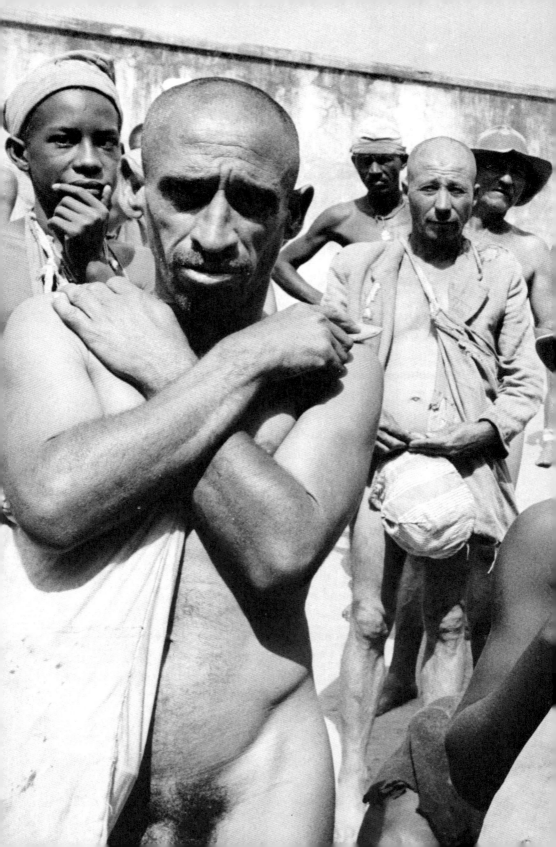

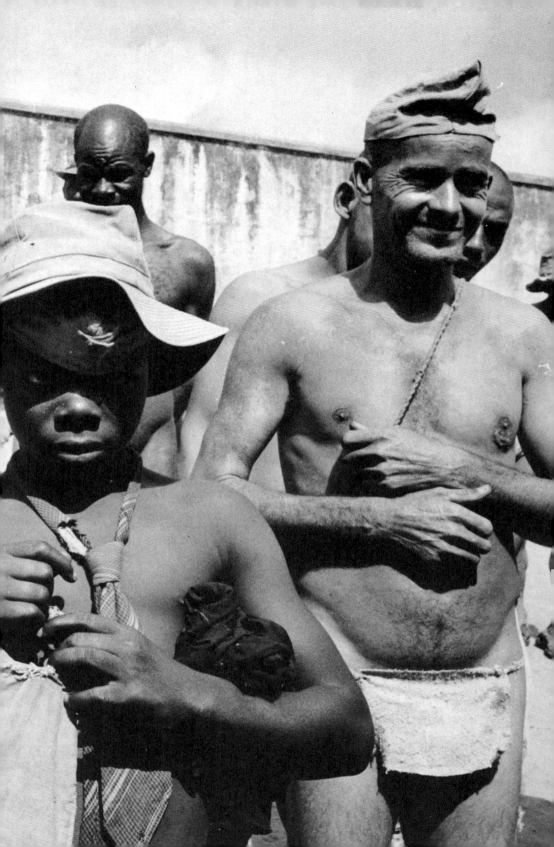

A mãe dos meninos de Barbacena

O apito da chaleira avisava que a água havia levantado fervura. Em pouco tempo, o cheiro de erva-cidreira impregnava os cômodos da Casa Amarela. Na mesa de oito lugares, o pão repartido simbolizava o instante de celebração. Os convidados foram chegando e tomando, cada um, seu lugar na sala. Os moradores sentaram-se no chão. Todos sabiam que aquele 21 de novembro de 1998, em Belo Horizonte, era um momento único, quase improvável. Na vitrola, a música clássica contornava o silêncio que se fazia de vez em quando. Ao cair da tarde, os visitantes foram embora. Era hora de apropriar-se do espaço. Uns buscaram a rede, outros o balanço, e houve quem só desejasse andar pelo imóvel, a fim de explorá-lo. Permaneceram assim por um tempo até que os sete residentes seguiram para os quartos, onde cada um escolheu sua cama. A movimentação era acompanhada de perto pela oitava pessoa do grupo. Após dezoito anos de luta, Mercês Hatem Osório pôde, finalmente, realizar um sonho antigo: oferecer aos meninos de Barbacena, agora adultos, o lar que nunca tiveram.

Dos trinta e três meninos e meninas enviados de Oliveira para o Colônia, seis vivem. Além de Elza Maria do Carmo e Maria Cláudia Geijo, ambas residentes em Barbacena, sobreviveram Silvio Savat, hoje com cinquenta anos, Antônio Martins Ramos, o Tonho — que em 2012 completou cinquenta anos —, Wellington Albino, quarenta e três, e Wanda Lucia, quarenta e um. Os quatro são moradores do Lar Abrigado, um braço do Centro Psíquico da Adolescência e Infância (CEPAI). Quando eles chegaram a Belo Horizonte, em 1980, não pareciam meninos, mas bichos assustados. Estavam sujos, não sabiam comer, nem ao menos usar o banheiro. Passaram a infância sem receber estímulos, e, por isso, o quadro de deficiência agravou-se. Silvio, por exemplo, o menino confundido com um cadáver em 1979, mal conseguia se sentar. Rastejava boa parte do tempo.

— O Silvio, como os outros, chegou aqui imundo. Vieram para passar um dia e acabaram ficando a vida inteira. Quem os recebeu ficou chocado com o estado dos vinte e tantos meninos de Barbacena. Fizemos todo um trabalho de resgate da cidadania. Nenhum dos quatro vivos fala, mas a gente entende o que eles querem, inclusive seus gritos. O bonito de verdade é que eles não têm mais o olhar perdido.

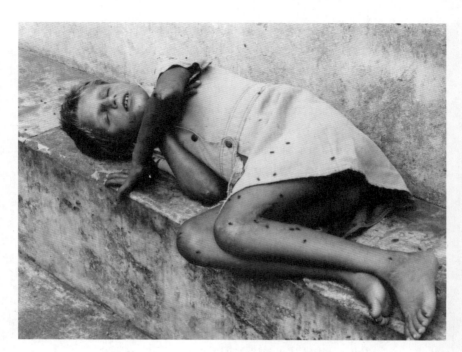

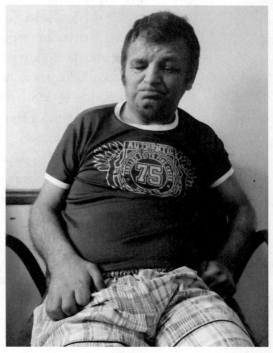

Silvio Savat, ex-menino de Barbacena, fotografado em 1979, confundido com um cadáver. Tinha o corpo coberto de moscas. Silvio sobreviveu e hoje reside em Belo Horizonte, no Cepai.

As impressões são da coordenadora do Lar Abrigado, irmã Mercês, como é chamada a freira. Aluna do Colégio Helena Guerra, em Belo Horizonte, integrou, mais tarde, a comunidade religiosa homônima. Na instituição, aprendeu a ensinar sem cartilha e a preparar as aulas com base no universo dos alunos. Com a ajuda deles, escrevia os próprios livros didáticos, cujo material era retirado da vivência de cada um. O método humanizado prosperou. A psicopedagoga alfabetizou crianças pobres e excluídas no bairro Eldorado. Quem sabia mais ajudava os que menos sabiam. Passou três anos trabalhando com os índios no Amapá. Também atendeu a moças especiais na Itália, onde se radicou em 1973 em função da perseguição promovida nos anos de chumbo contra as freiras do convento Helena Guerra. Como se recusou a adotar palavras de ordem nas suas lições, Mercês se viu obrigada a deixar o país, para onde só retornou dez anos depois.

Na cidade de Assis, em Roma, trabalhou em cooperativas de saúde ligadas ao psiquiatra italiano Franco Basaglia. Naquele ano de 1973, o Serviço Hospitalar de Trieste, dirigido por Basaglia, foi considerado pela Organização Mundial da Saúde (OMS) referência mundial para a reformulação da assistência à saúde mental. Num gesto de coragem, o italiano "armou" os doidos do hospício com martelo para que, juntos, destruíssem o prédio. Simbolicamente, o "ato de vandalismo" foi a ruína de um modelo de atendimento centrado no isolamento.

Impressionada com o trabalho de Basaglia, Mercês decidiu convidá-lo para conhecer as atividades que ela e outras irmãs estavam desenvolvendo com as mulheres portadoras de transtorno mental. Na data marcada, o autor da mais importante reforma do sistema de saúde mental italiano esteve no endereço indicado, passando a tarde conversando com Mercês. Ele gostou do que viu lá, e ela, do que ouviu do médico considerado um ícone na humanização da psiquiatria.

No retorno ao Brasil em 1983, a freira decidiu que seria eremita. Mas, em vez da vida contemplativa, fez do coração da cidade de Belo Horizonte o seu mosteiro. Assim, Mercês foi parar na creche central dos filhos de funcionários da Fundação Hospitalar de Minas Gerais (Fhemig), que, na década de 1970, assumiu o Hospital Colônia. Mais tarde, no Centro Psíquico da Adolescência e Infância, conheceu os meninos de Barbacena e começou a escrever com eles uma nova história de vida.

A irmã desafiou a incredulidade da classe médica ao propor que os sobreviventes do holocausto brasileiro conquistassem o direito a uma casa. Quando o imóvel começou a ser montado em terreno anexo ao hospital, a religiosa iniciou o processo de transição. Diariamente, levava os futuros moradores até lá, para passarem algumas horas.

— Vocês vão morar aqui — dizia Mercês.

Quando a mudança foi concretizada, a psicopedagoga começou a ensinar do seu jeito.

— Agora, temos uma casa nova. Então, precisamos aprender a não fazer xixi no chão.

Durante meses, irmã Mercês levava os filhos de Barbacena ao banheiro, onde passava pelo menos quarenta minutos com cada um, no intuito de fazê-los aprender a usar o sanitário. Não desanimava nem quando era surpreendida por urina e fezes pela casa.

— Que pena que você fez no lugar errado.

Além de evacuarem no chão, os meninos estavam habituados a passar fezes na cabeça uns dos outros.

— No primeiro dia que cheguei ao quarto, pedi coragem a Deus para entrar, forrar o chão e começar.

Quando eles conseguiam chegar ao banheiro, Mercês os incentivava.

— Parabéns! Você fez no lugar certo.

Para ajudá-los a se alimentar sozinhos, a religiosa passou a colocar o prato de almoço na mesa. Oferecia uma colherada a cada um e perguntava:

— Está gostoso, meu filho? Seu prato está lá na mesa. Sua caneca de água também.

No início, não foi fácil ensiná-los. A Nina, por exemplo, demorou seis meses para aceitar um colchonete, algo bem diferente para quem dormiu noites a fio sobre o chão. A certa altura, Mercês ouviu a sugestão de usar um sininho para condicionar os meninos, como se faz com ratos de laboratório. Recusou-se.

— Não conheço nenhuma casa em que se usem sininhos para ensinar crianças — retrucava.

Mais tarde, ela pediu aos médicos que diminuíssem as medicações que mantinham os meninos robotizados. Queria conhecer a personalidade deles e como agiam sem os efeitos da medicação.

— Mas não podemos fazer isso, irmã. Não vê que ela está muito agitada? Sem remédios, vai quebrar a casa inteira — ponderou um dos médicos, referindo-se a Nina, egressa da instituição Caminho para Jesus.

— Agitada como? — questionava Mercês.

Com sensibilidade, ela acabou descobrindo que as tais crises nervosas de Nina coincidiam com o período menstrual da paciente. Como ela não tinha condições de verbalizar o momento de TPM nem as cólicas, ficava irrequieta, às vezes, virava a cadeira, a cama e até a mesa. Por isso, a religiosa passou a marcar na agenda a data da menstruação de cada uma. Quando a choradeira começava, ela consultava as datas no caderno, confirmava que as regras estavam para chegar e iniciava o "tratamento preventivo" com óleo de prímula, uma planta originária da América do Norte.

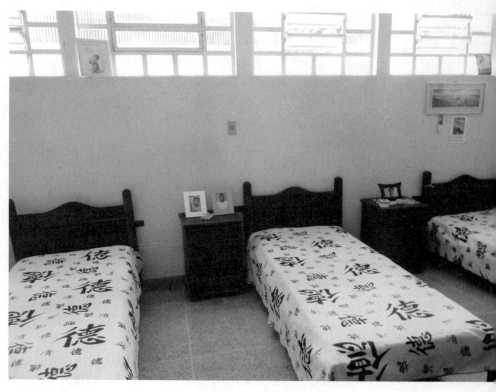

Quarto onde os meninos de Barbacena dormem na residência terapêutica de Belo Horizonte.

— Olha, Nina, é chato mesmo, mas nós vamos te ajudar — confortava a freira.

Assim, com olhar holístico, Mercês fez cessar as tão temidas crises de agressividade das meninas.

— Nossa, irmã! O que aconteceu na Casa Amarela? Não ouço mais ninguém chorando — perguntou o farmacêutico da vizinhança.

Mercês apenas sorria: "benditas sejam as cápsulas de prímula", pensava, embora tivesse receio de alardear os efeitos benéficos da terapia e ferir o orgulho dos médicos e seus diagnósticos complicados.

Assim, a coordenadora foi quebrando tabus. Mostrou que os meninos não gostavam de ficar pelados, como parecia, apenas foram acostumados assim. Se não usavam roupas, era porque não tinham acesso a elas. No Lar Abrigado, eles passaram a vestir cuecas e a calçar sapatos, após mais de uma década sentindo a aspereza e o frio do chão de Oliveira e Barbacena. Ficaram tão encantados com a possibilidade de usar tênis e sandálias, que no início não aceitavam ficar descalços.

— No começo, a Lu não queria tirar o sapato nem para dormir. Eu deixava, porque sabia que era a única coisa que ela gostou e teve na vida. Na hora do banho, ela chorava porque tinha que tirar o calçado. Então, pensei: "Vamos comprar um chinelo para a hora do banho." Funcionou.

Mercês também aboliu a raspagem dos cabelos, porque defendia que cada um precisava ter sua identidade. Assim foi feito. A motivação da coordenadora contagiou os atendentes. Mais do que bons profissionais, Mercês queria boas pessoas cuidando, ao lado dela, dos egressos de Barbacena.

— Olha, o Silvio está vestido! Nossa, a Nina está calma! — ouvia dos médicos.

Após convencer a comunidade terapêutica da capacidade de os meninos se desenvolverem, a coordenadora entendeu que precisava vencer o preconceito social. Cansou de ver pessoas atravessando a rua para não passarem em frente à Casa Amarela, principalmente quando os meninos estavam na porta. Fazia questão de convidar os moradores do entorno para conhecerem o imóvel. Desconcertados diante da atitude de gentileza, muitos se viam "obrigados" a entrar. Acabaram pegando simpatia. Alguns vizinhos começaram a visitar regularmente os meninos, aprenderam seus gostos, compraram presentes.

Mercês só sossegou, quando os olhares de desprezo passaram a exibir compreensão. Nessa longa jornada, ela foi encontrando parceiros.

Da cabeleireira à dentista, muitos profissionais foram seduzidos pela causa dos meninos de Barbacena. A comunidade, aos poucos, foi enxergando o ser humano por trás da deficiência que os fazia babar ou passar o dia balançando o corpo de frente para trás. Aos poucos, a freira conseguiu que tivessem seus direitos resgatados.

— Eu tive a alegria de fazê-los mais feliz. Nós queríamos que a sociedade fosse nossa parceira nisso. A comunidade passou a chamar cada um pelo nome, a não atravessar mais a rua. Às vezes, traziam bolo.

— Entre e coma com eles — sugeria.

As pessoas diziam que nunca tinham visto um lar abrigado para pessoas tão deficientes, mas eles foram aprendendo a conviver.

— Esse compromisso de eles terminarem juntos, aliás, é uma dívida que a Fundação Hospitalar de Minas Gerais tem com eles. Devem ficar juntos até o final, pois se consideram irmãos. Eles não vão embora daqui, porque a casa é deles.

Há dez anos, Mercês experimentou uma emoção nova ao pegar a curatela dos moradores do Lar Abrigado. O nome dela passou a constar no documento deles. Simbolicamente, passou a ser a mãe dos meninos de Barbacena.

— Eu escolhi dividir a minha vida com eles. O direito que eu tenho de ser feliz todos eles têm — explica.

Dos seis sobreviventes de Barbacena, Tonho é o que alcançou certo nível de independência. A religiosa o ensinou a andar sozinho na rua e a pegar ônibus. Foi "adotado" pela paróquia local, aprendeu artesanato, tomou gosto pela dança. Em 2012, quando os cinquenta anos de Tonho se aproximavam, a coordenadora do Lar Abrigado decidiu que uma grande festa seria realizada. Celebraria não só o meio século de vida, mas também o renascimento do menino que sobreviveu a décadas de maus-tratos. Com a intenção de preparar a comemoração, a religiosa acionou sua rede de colaboradores. Depois que ele escolheu o circo como tema, Mercês iniciou os preparativos. Contatou a dona de uma casa de festas. O aniversário do ex-interno do Colônia teria bufê, garçom, música. Seria uma festa de verdade, daquelas que deixam saudade quando acabam. A comunidade foi convidada; e o encontro, marcado para o dia 30 de maio. O aniversário começaria às 18 horas e teria o pátio do Pronto Atendimento do Centro Psíquico da Adolescência e Infância como cenário, embora o hospital estivesse transformado pela magia circense.

Mercês estava quase ansiosa. Pensava em como seria decepcionante se as pessoas não aparecessem. Mas nem em suas melhores projeções ela poderia imaginar que a festa de Tonho seria tão disputada. Além do padre da paróquia e das crianças da redondeza, os vizinhos mais resistentes apareceram. Nove professores de dança de salão também. O aniversariante vestia roupas novas. Ele e os outros ex-meninos de Barbacena. Era a primeira vez que os feitos irmãos pela convivência seriam anfitriões. Todos, sem exceção, tiveram comportamento impecável. Os votos de saúde e paz vieram acompanhados de muitos presentes, tantos que Tonho ganhou em numa única noite mais do que em meio século de vida.

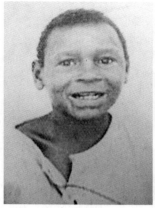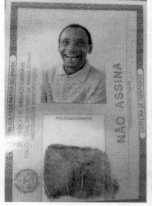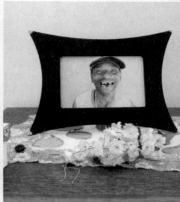

Antônio Martins Ramos, o Tonho, é outro ex-menino. Completou cinquenta anos em 2011.

A certa altura da festa, a música movimentou os convidados. Todos dançaram, esquecendo-se de onde estavam. As diferenças desapareceram. Não havia mais doentes nem os considerados sãos. Havia apenas gente que se mostrou capaz de gostar de gente. Quando tocou samba, Tonho se levantou. Venceu a timidez e dançou por mais de meia hora com um pandeiro nas mãos. Seus passos eram ritmados, o rosto ficou transfigurado de emoção. Não havia nem sombra de sua deficiência. Roubou a cena e hipnotizou a plateia. Ganhou lucidez impressionante. Seu coração batucava descompassado dentro do peito. Estava inundado de felicidade. Não sabia que poderia sentir alguma coisa diferente de medo, dor e rejeição. Ele sorria. Mercês chorava.

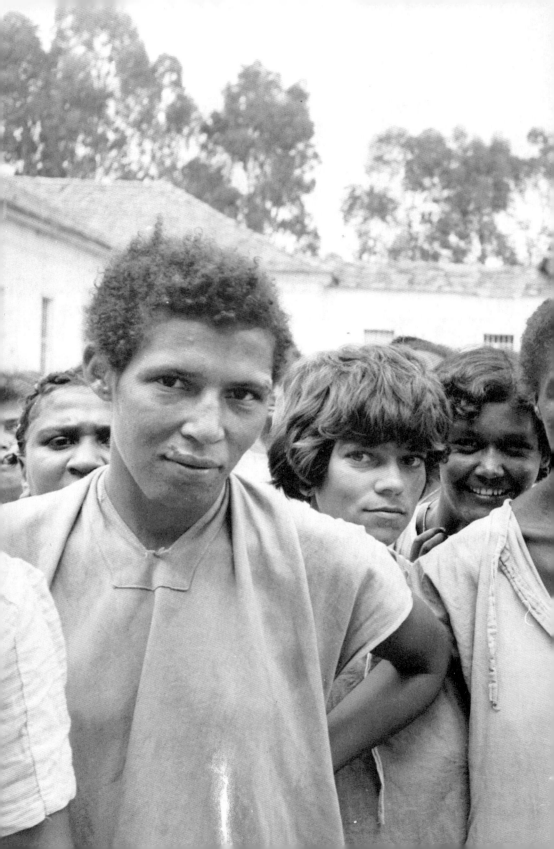

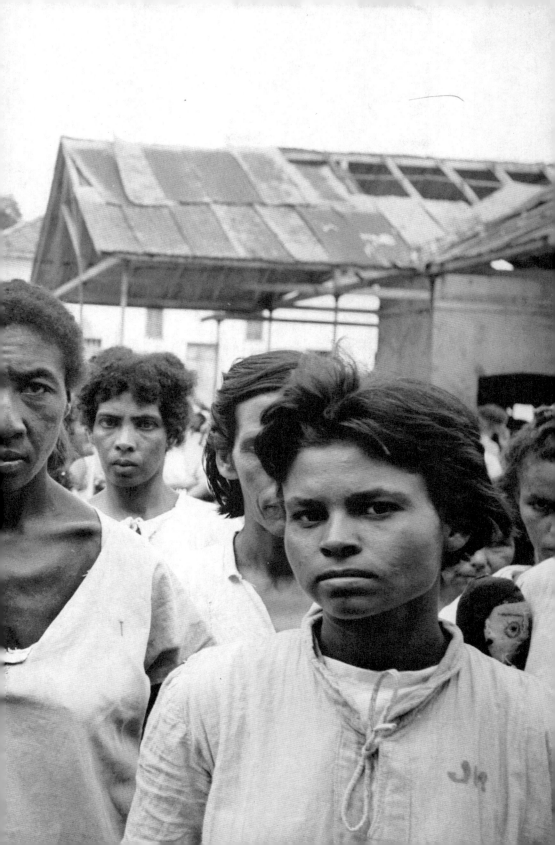

A filha da menina de Oliveira

Sentada na linha do trem, Débora Aparecida Soares, vinte e um anos, esperava pela morte. Havia tomado vinte comprimidos minutos antes, mas não teve paciência de esperar a superdosagem fazer efeito. Como queria garantir que nada sairia errado, ela partiu para a estrada de ferro, a mesma por onde havia passado o trem da solidão coletiva, com parada obrigatória no Colônia. Trinta minutos haviam transcorrido, e nada de a morte chegar. Nem para se matar ela servia, pensava. Naquele 23 de dezembro de 2005, sentia-se profundamente só. Não conseguia se encaixar na vida, pelo menos naquela que tinha levado até então. Foi salva por uma amiga que a encontrou nos trilhos e a levou de volta para casa. A essa altura, os remédios começaram a provocar mal-estar. A estudante da faculdade de letras já não conseguia mais coordenar as ideias, sentia a consciência se esvair. O serviço de emergência foi acionado, e Débora, levada para o hospital regional da Fundação Hospitalar de Minas Gerais, construído nas dependências do antigo pavilhão do Colônia, o Afonso Pena. Passou a noite lá, onde foi submetida a uma lavagem intestinal. Mas nenhum procedimento médico foi capaz de arrancar de dentro dela o vazio que sentia.

A sensação de não pertencimento ao lugar em que cresceu sempre a acompanhou. Já na infância, ela não reconhecia a família com quem vivia, apesar do amor que nutria pelo pai e pelo irmão cinco anos mais velho. Com a mãe, a relação era conflituosa. Sentia-se diferente dela, mas não compreendia o motivo. De fato, era uma criança triste, sem retratos, cercada de silêncio. Até o seu ambiente de brincadeiras era estranho.

Quando criança, recorda-se de correr pelos pavilhões do Colônia, onde a mãe, Jurema Pires Soares, trabalhava como auxiliar de enfermagem. Aquelas mulheres nuas e de cheiro ruim eram suas "tias". Sempre que Débora chegava, elas a chamavam de neném e queriam pegá-la no colo. Ela também se lembra de ter crescido com horror ao tom de azul do uniforme do hospital de Barbacena. Aquilo, sim, metia medo. Aos sete anos, numa de suas incursões pelo hospício, a menina conheceu uma paciente.

— Tia, por que você está aqui?

— Porque não tenho casa. Mas tenho duas filhas.

— E onde elas estão? Queria brincar com elas.

— Isso eu não sei — respondeu a mulher, com os olhos úmidos.

A menina não entendeu nada. Despediu-se com um abraço e continuou correndo por entre as camas da instituição. Uma funcionária, que assistia a tudo de longe, virou as costas para esconder o pranto.

O tempo passou, e a chegada da adolescência foi ainda mais difícil. Débora sentia-se constantemente cobrada pela mãe, como se ela não fosse filha, mas um investimento. Aos vinte anos, a angústia sufocava a jovem. Decidiu sair de casa, mudou-se para a também mineira São João del-Rei, onde prestou vestibular para a faculdade de letras. Um ano depois, voltou de férias para casa, quando descobriu que seu nome e seus cartões haviam sido usados por Jurema sem sua autorização. Depois de uma séria discussão com a mãe, ela decidiu que não queria mais viver. Não encontrava nada da mãe nela e nem mesmo entendia por que se sentia tão infeliz. Débora levou dois anos para perceber que precisava passar sua história a limpo. Em 2007, decidiu procurar uma antiga babá em quem confiava. Queria saber o que havia de errado com ela. A resposta, no entanto, veio em forma de revelação:

— Nada, minha filha. Mas já é hora de você saber a verdade. Você foi adotada. Sua mãe se chama Sueli e está lá na Fhemig.

A reação de Débora foi surpreendente.

— Se isso for verdade, será um grande alívio. Agora tudo começa a se encaixar — respondeu a jovem, que já desconfiava de sua origem.

Antes de sair da casa da babá, ela ainda se observou no espelho.

— O que será que eu tenho da minha mãe biológica?

A estudante correu para casa, para se aconselhar com o irmão. No fundo, ele já imaginava que ela pudesse ser filha de uma paciente do Colônia, porque não viu a barriga da mãe crescer. Foi apresentado à menina dentro de um berço no antigo hospital.

— Essa aqui é sua irmãzinha — disse Jurema ao filho mais velho.

Mesmo tendo apenas cinco anos, ele guardou na lembrança aquela imagem. Mais tarde, descobriu que também era adotado, embora não fosse filho de uma paciente do hospício, como a irmã.

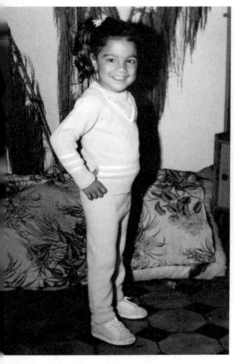
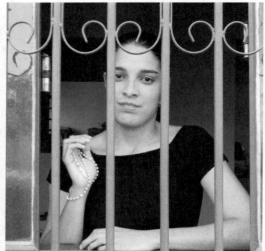

Débora Aparecida Soares nasceu dentro do hospital e foi doada ao nascer.

Instintivamente, a universitária já amava a mãe que ainda não conhecia. Estava embalada pela certeza de que a mulher que a pariu não a havia abandonado, mas foi impedida de ficar com ela. Nem o fato de ser filha da loucura a perturbou. Débora não sentia vergonha da mãe. Desejava muito estar com ela. Primeiro, precisava ouvir Jurema. Frente a frente, a mãe e a filha adotiva tiveram uma conversa dura. Aos vinte e três anos, a jovem ouviu que a mulher que a gerou era desprezível, comia ratos, deitava-se com qualquer um. Sabia que aquela versão guardava a pior parte da história e estava decidida a superar isso também.

— Você pode dizer o que quiser. Que Sueli matou alguém, que ela é um monstro, mas é sobre a minha mãe que está se referindo.

A noite chegou, e Débora não conseguia dormir. Tinha pressa que o dia clareasse para se encontrar com seu passado. Quando a luz do sol entrou pelo quarto, a jovem já não estava lá. Partiu antes, carregando na bagagem um plano de vida para ela e Sueli. Se não conseguisse retirar a mãe do hospital, a estudante se internaria.

A rápida viagem de São João del-Rei até Barbacena, cerca de uma hora de ônibus, pareceu uma eternidade. Ao avistar o portão da sua infância, o coração da jovem acelerou. Faltava ar suficiente nos pulmões, a mão estava gelada. A filha de Sueli respirou fundo e seguiu. Na secretaria, perguntou pela paciente. Foi levada a um dos pavilhões femininos e apresentada a Sueli. Não demorou muito para descobrir que aquela não era quem procurava. Nesse mesmo pavilhão, ela descobriu o sobrenome da mãe: Rezende. Agora, sim, estava muito próxima de tocar a mulher de quem foi separada nos primeiros dias de vida.

— E onde a encontro?

Débora sentiu a face de sua interlocutora mudar. O sorriso deu lugar a uma expressão de lamento.

— Infelizmente, ela faleceu há um ano.

A frase soou como um tiro. De repente, Débora sentia-se à beira do abismo de novo. O desfecho da história não podia ser aquele. Onde estavam os finais felizes? Havia perdido, pela segunda vez, a pessoa que julgava ser a mais importante da sua vida. Precisava levar consigo um pouco dessa mãe, não aceitava voltar para casa de mãos vazias.

Conhecer o passado de Sueli tornou-se quase uma obsessão. No hospital, a estudante conseguiu recolher fotos dela e alguns poucos pertences. O mais significativo é um terço rosa que guarda como relíquia. Depois de alguma insistência, a filha de Sueli ganhou um passaporte para embarcar nos mais de trinta anos em que a mãe ficou institucionalizada. Sabia que não estava preparada para uma viagem ao interior do Colônia, mas a certeza maior era que precisava encontrar Sueli, nem que fosse em suas memórias. Quando os prontuários da paciente mais famosa do Colônia foram liberados, Débora sorveu cada informação. Passou quinze dias trancada em uma sala da instituição, lendo tudo. Assim, pôde saber que no dia do seu nascimento a louca do Colônia estava plena de sanidade.

> Débora Aparecida Rezende nasceu prematura no dia 23 de agosto de 1984, às 17h50, mas com boas condições de vitalidade. O parto normal ocorreu pelo método Leboyer (de cócoras) e teve excelente colaboração da paciente. Apesar do esforço, a paciente não conseguiu amamentar a recém-nascida, a mesma sugou poucas vezes. O doutor Bartolomeu ligou para saber do bebê e disse que, caso a mãe não consiga alimentar a filha, é preciso oferecer Nestogeno. Como o hospital não tem, demos cinco gramas de glicose.

Sueli não só ajudou no parto normal, como também lutou feito uma leoa para amamentar sua cria. Não conseguiu. Dez dias depois de dar à luz, ela teve a filha tirada de seus braços. Pelo menos três dezenas de bebês nascidos no Colônia foram doados logo após o nascimento sem que suas mães biológicas tivessem a chance de niná-los. É compreensível que, depois disso, muitas mulheres tivessem, de fato, enlouquecido.

Sueli Aparecida Rezende procurou por Débora a vida inteira. Sonhava com o dia em que poderia tocar a menina e ver de perto um pedaço seu. Os prontuários do hospital revelam que, nos vinte e dois anos seguintes ao parto, ela se lembrou de todos os aniversários da filha, rezando por ela com o terço rosa.

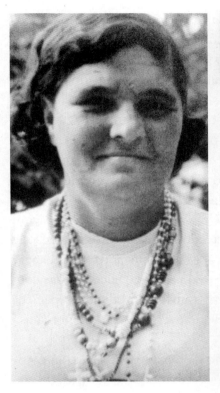 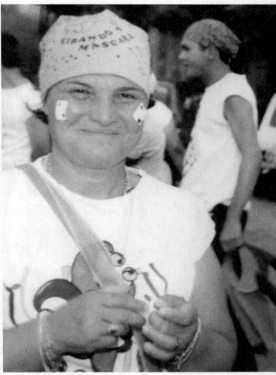

Sueli Rezende morreu em 2006, antes de reencontrar a filha Débora.

— No mês que vem, minha filha vai fazer dezoito anos, doutora. Vim aqui dizer que eu gostaria de estar em casa nesta data.

O pedido foi dirigido à assistente social da instituição em 2002, quando Sueli completava trinta e um anos de internação no Colônia. A proximidade do aniversário de Débora sempre foi acompanhada de choro e crises registradas nos prontuários.

— Uma mãe nunca se esquece da filha, mesmo quando não está mais com ela — repetia Sueli, por anos a fio.

A mulher impedida de ser mãe também não conseguiu ser filha. Nasceu em Passos de Minas, sendo a caçula de sete irmãos. Desde pequena, no entanto, sofria crises de epilepsia que a afastaram do convívio dos pais. Aos sete anos, morava com o tio Raimundo, em Belo Horizonte, dono de um armazém. No grupo em que estudava, passou a trocar favores sexuais por merenda. Aos oito anos, foi entregue ao juizado de menores e encaminhada para Oliveira, aonde chegou a receber algumas visitas da família. Em 1971, quando Sueli deu entrada no Colônia, perdeu o contato com seus parentes. De dentro do hospital de Barbacena ela só saiu morta, em 2006, aos cinquenta anos, sem realizar o único sonho que alimentou na vida: encontrar-se com Débora, a filha que teve com José Malaquias, paciente de Santos Dumont levado para a instituição por causa de alcoolismo.

A história de Sueli no Colônia foi pintada com cores fortes. Ela devolveu com violência toda a crueldade que sofreu. Agiu sem piedade consigo mesma e com os outros. Arrancou orelha de muitos pacientes, Elzinha foi uma de suas vítimas, e se mutilou. Usou grampos para ferir os pulsos, enfiou cabo de vassoura na vagina, arrancou o próprio dente. A cada sessão de choque que tomava, espalhava o mesmo terror que lhe havia sido imposto. O comportamento dela rendeu muita represália. Foi espancada várias vezes, inclusive pelas colegas de pavilhão, e colocada nua na cela, apesar do frio que cortava a pele.

Para fugir das agressões impostas por funcionários, ela chegou a passar uma semana escondida no porão do hospital. Quando conseguia, Malaquias roubava alguma comida e levava para ela. Porém, como os alimentos nunca foram fartos — apesar de haver registro de compras generosas em nome do Colônia —, ela acabava passando muita fome. Assim, nessa condição subumana, alimentou-se de ratos.

O prontuário do mês de setembro de 1981 indica mais um surto de Sueli. Alegando estar faminta, ela pegou uma pomba no pátio, estraçalhou e comeu na frente de todos, dizendo que era seu único alimento. A cena chocante foi vista por centenas de pessoas, inclusive pelos atendentes, mas ninguém conseguiu enxergar o óbvio: em que a jovem paciente havia se transformado em uma década de internação. Tratada como bicho, ela comportava-se como um. Decididos a conter a agressividade de Sueli, os médicos reuniram-se. Depois de horas de discussão, apresentaram como sugestão uma medida: arrancar a arcada dentária da paciente. A ideia medieval não foi levada a termo.

O psiquiatra de Belo Horizonte Wellerson Alkmim, membro da Associação Mundial de Psicanálise, conviveu com a ex-menina de Oliveira. O médico conta que, mesmo com a personalidade deteriorada, Sueli tinha um excelente humor. Conseguia ser divertida e carismática. Em uma das ocasiões em que foi flagrada fazendo sexo com um paciente, próximo ao módulo residencial do hospital, teve o comportamento questionado pelo funcionário.

— Mas o que é isso, Sueli? Por que está com a calça arriada?

— Por nada, uai. Será que não posso nem rezar, gente? Parece maluco.

A interna saiu andando como se nada tivesse acontecido, embora estivesse só de blusa.

Sueli cansou de cantar o psiquiatra Leonardo Tollendal, que cuidou dela nos anos finais da internação. Sem ninguém na vida, a paciente havia se ligado a ele, tornando-se dependente não só dos seus cuidados, mas também de sua atenção. Às vezes, o chamava de pai, mas quando os hormônios afloravam, não tinha censura.

— Um dia ainda te pego — dizia Sueli, com malícia. Ele ria.

Também é de Sueli a letra da música que se tornou hino no hospital. As estrofes ritmadas fazem uma clara crítica ao modelo manicomial e ao isolamento que aprisionava a alma.

> Ô seu Manoel, tenha compaixão
> Tira nós tudo desta prisão
> Estamos todos de azulão
> Lavando o pátio de pé no chão
> Lá vem a boia do pessoal
> Arroz cru e feijão sem sal
> E mais atrás vem o macarrão
> Parece cola de colar bolão
> Depois vem a sobremesa
> Banana podre em cima da mesa
> E logo atrás vêm as funcionárias
> Que são umas putas mais ordinárias.

José Manuel de Rosa Lucinda, pessoa a quem a letra se refere, foi um dos gerentes administrativos linha-dura do hospital nos anos 1970. Passadas mais de três décadas da criação da composição, a música ainda é lembrada pelos sobreviventes do campo de concentração em que o Colônia se tornou. A letra também ficou imortalizada no documentário *Em nome da razão*, dirigido por Helvécio Ratton, em 1979. Na gravação, Sueli aparece cantando. Somente no final da década de 1990, quando oficinas terapêuticas e atividades extramuros começaram a ser implantadas no hospital, é que a agressividade de Sueli perdeu força. Ela aprendeu a bordar. Descobriu novas formas de prazer, porém, nesse momento da vida, já estava tomada pela depressão e por problemas cardíacos. Dois anos antes de morrer, Sueli demonstrava intenso sofrimento.

— Me sinto sozinha, igual ao tempo em que eu ficava na cela, pelada comendo bicho. Não consigo dormir à noite. Meu coração dói de saudade das minhas filhas.

Além de Débora, Sueli deu à luz outra menina em 15 de junho de 1986. Luzia, como foi chamada, também foi arrancada de seus braços. Sobre o destino da menina, não há qualquer pista.

Em 22 de agosto de 2005, a paciente teve uma nova crise.

— Amanhã é aniversário da minha filha morena, e não tenho nenhum retrato dela. Não sei se está viva ou morta. Gostaria de vê-la.

Naquele mesmo ano, a paciente passou seu último Natal internada no hospital regional, mesmo lugar para onde Débora foi levada por causa da tentativa de suicídio. Por ironia do destino, mãe e filha estavam a poucos leitos uma da outra. Em janeiro de 2006, Sueli não resistiu ao infarto. Faleceu chamando por Débora.

Puxando na memória, a "filha morena" da menina de Oliveira retorna aos seus sete anos, no dia em que conversou com uma paciente do hospício de Barbacena dentro do pavilhão feminino. Lembrou-se de a mulher ter lhe dito que era mãe de duas meninas. Percebeu, então, que era uma delas. Sem saber, mãe e filha estiveram nos braços uma da outra por alguns segundos. Por isso, a funcionária havia saído do pavilhão para chorar. Todos conheciam a história delas, menos Sueli e Débora, vítimas da loucura dos normais.

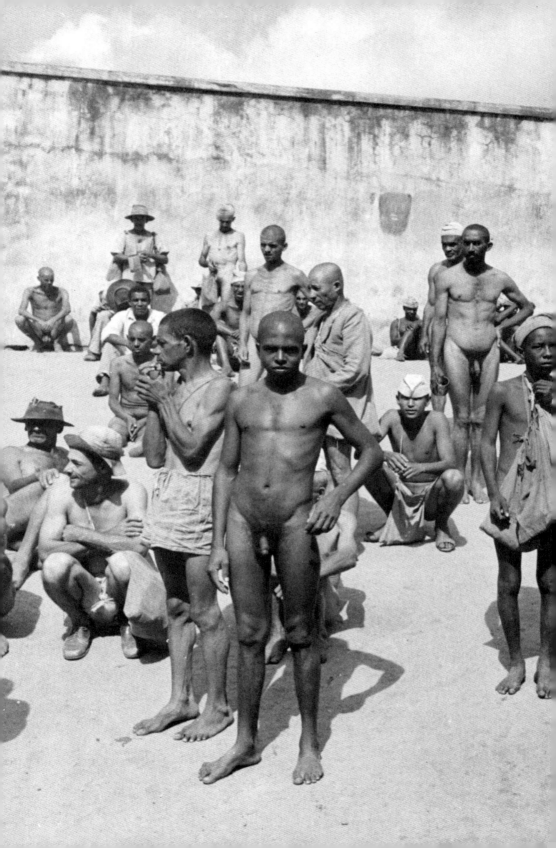

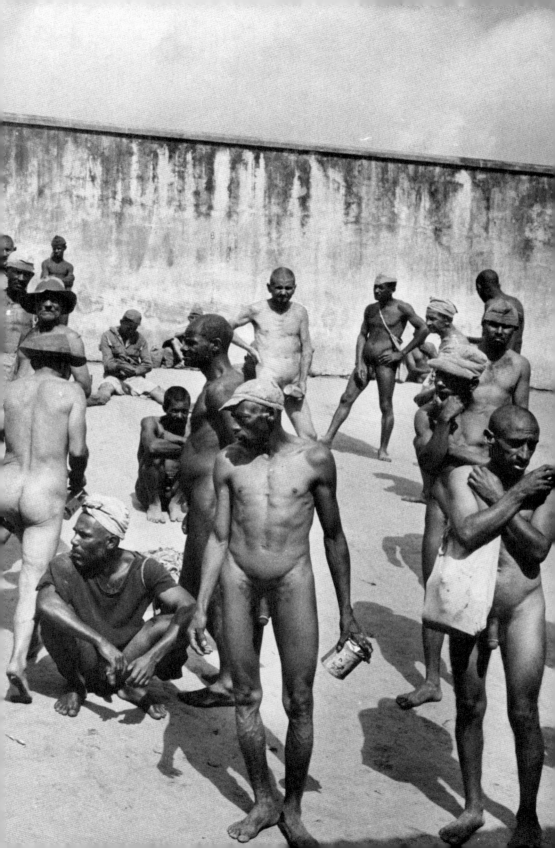

Sobrevivendo ao holocausto

Na beira do Itacambiruçu, Donana batia as roupas nas pedras do rio de areia fina e branca. Analfabeta, Ana Pereira de Oliveira, trinta e quatro anos, mantinha a família com o dinheiro que ganhava como lavadeira da pequena cidade de Grão Mogol, no norte de Minas Gerais. Tinha perdido o marido havia dois anos. Em 30 de setembro de 1933, Antônio Bispo de Melo morreu engasgado e não houve socorro capaz de evitar a asfixia que lhe roubara a vida. Sozinha e com dois filhos, a mulher envelheceu no ofício que herdou da mãe. Depois de quarar a roupa nas margens do lugar que hoje é conhecido como Praia do Vau, endereço dos antigos garimpeiros de diamantes da região, ela fazia uma trouxa que carregava na cabeça pela pequena cidade.

Donana só começou a sentir o peso da existência quando Luizinho, o filho mais velho, passou a dar sinais de esquisitice, em 1950. Calado, o rapaz de dezesseis anos cresceu sem amigos. Não brincava descalço nas ruas de terra como os meninos da sua idade, preferindo o isolamento na casa simples de parede de barro onde morava. Quando a notícia de tratamento médico chegou aos ouvidos da mulher, ela decidiu autorizar o encaminhamento do filho para o hospital de neuropsiquiatria de Oliveira, o mesmo para onde haviam sido mandados Silvio, Elzinha, Tonho e tantos outros. Foi convencida de que o menino sofria de doença mental, e por isso precisava ser internado. No dia marcado, quando as crianças começaram a ser recolhidas pelos municípios vizinhos, ela arrumou Luizinho com a melhor roupa do filho. A blusa branca de manga longa, já com tecido puído, e uma calça reformada, única herança deixada pelo pai. Passou a mão para ajeitar a camisa e os cabelos crespos do garoto negro e de voz excessivamente rouca para alguém da sua idade.

— Deus te abençoe, *fio*. A mãe vai ficar aqui rezando por *ocê*. Logo a gente se encontra.

Foi a última vez que Luiz Pereira de Melo, hoje com oitenta e quatro anos, viu a mãe. Tratado como propriedade do Estado, o menino hospitalizado apenas por ser tímido se separou da família sem diagnóstico de loucura, embora não tenha sido difícil arranjar uma doença para ele. Qualquer moléstia mental serviria, afinal, o rapaz era filho da pobreza como a maioria dos depositados nos manicômios do Estado. De Oliveira, o menino seguiu para o Colônia em 24 de fevereiro de 1952, onde perdeu a noção dos anos. Sabe apenas que foi tempo demais, o suficiente para manter o coração preso na saudade que tinha de casa e das mãos ásperas da mãe lavadeira. Quando Donana tocava seu rosto, ele se sentia o mais rico dos garotos, pois tinha o melhor carinho do mundo.

Em Barbacena, o jovem experimentou a covardia e a escravidão. Recrutado por um funcionário do hospital que decidiu ganhar dinheiro nas costas daquela gente, Luiz passou a construir, de graça, casas populares que o tal homem vendia. A exploração da sua mão de obra, no entanto, não foi o que mais doeu, e sim as humilhações impostas.

— Por qualquer coisinha de nada, ele me dava um coro, batendo com a mão aberta no meu rosto e orelha — relembra Luiz, enquanto come um prato de arroz e feijão entre um e outro gole d'água.

Ele também se lembra das intermináveis noites de frio em Barbacena, quando os pacientes faziam um "mutirão de camas" para passar a noite. Juntar as camas sem lençol ou cobertor e dormir amontoado era uma tentativa de acordar no dia seguinte.

Em Grão Mogol, Donana sofria sem notícias do seu menino. Como não conhecia as letras, pedia aos vizinhos que escrevessem cartas e as enviassem para Luizinho. Ele nunca as recebeu. Todos os dias ela estendia um pano na cama do menino, que poderia chegar a qualquer momento. Assim, quando ele voltasse encontraria tudo como antes. O retorno não aconteceu, e ela foi definhando. O pranto da lavadeira ficava mais forte à beira do rio. Ali, de frente para as águas escuras do Itacambiruçu, ela deixava as lágrimas lavarem o rosto encarquilhado pelo sol escaldante e pela vida miserável.

— Onde estará meu *fio*, Deus do céu?

Donana faleceu aos setenta e cinco anos sem resposta. No dia da sua morte, ela ainda deixou a cama de Luizinho arrumada, como fez nos últimos trinta e dois anos. Agora havia duas camas vazias. Com a morte da mãe, ocorrida em 14 de julho de 1976, a filha, Maria Tereza de Melo, acabou indo parar na rua. Lilia, como ficou conhecida, era considerada a louca de Grão Mogol. Sem ninguém que pudesse cuidar dela, passou a arrastar seus trapos. Após oito anos de indigência, a filha de Donana foi acolhida pelo asilo São Vicente de Paulo, onde mora há dezoito anos, sendo uma das vinte e sete assistidas. Ficou cega, hipertensa e com demência precoce. Há oito anos, porém, aos oitenta e seis anos, sentiu o coração pulsar forte ao ouvir uma voz da sua infância. A visita no asilo a surpreendeu. Não se lembrava mais do rosto do irmão, mas tinha certeza de que ele estava ali.

O reencontro de Luizinho e Lilia levou quase sessenta anos para acontecer, mas quando as mãos se tocaram, eles se reconheceram. Lilia passou a ponta dos dedos na sobrancelha falha de Luiz. Depois, os dedos passearam na testa do irmão, que teve o contorno dos lábios grossos e o nariz explorado. Ele, de olhos fechados, buscava num canto da memória a antiga sensação de aconchego que tinha quando Donana acariciava sua face. Choraram abraçados e permaneceram em silêncio por alguns minutos. Apesar de estarem tão diferentes de quando crianças, época em que ainda tinham sonhos, os dois souberam que os anos podiam consumir quase tudo, menos o amor que guardavam um pelo outro.

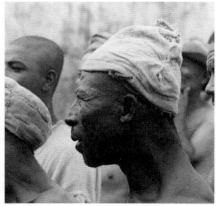 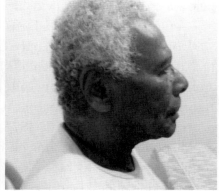

Luiz Pereira de Melo, hoje com oitenta e quatro anos, sobrevivente do holocausto, foi internado aos dezesseis anos. Foto de 1961 e outra mais recente.

Na sua cidade natal, para onde viajou com a ajuda de um monitor da residência terapêutica onde mora, Luiz reconheceu o caminho da antiga casa, lugar em que ele e a irmã viveram no curto período em que foram uma família. De braços dados com Lilia, os dois caminharam até a matriz de Santo Antônio, igreja em estilo colonial construída pelos seus antepassados. Localizado na praça Ezequiel Pereira, o templo de paredes de pedra foi edificado na segunda metade do século XIX com o suor de escravos cedidos, principalmente, pelo barão de Grão Mogol, Guálter Martins Pereira. Quando era menino, Luizinho costumava caminhar pelas ruas de pedra que circundam a igreja. Depois de dois dias juntos, os irmãos tiveram que enfrentar uma nova despedida. Os dois sabem que aquele pode ter sido o último encontro em família.

Para a diretora do abrigo, Maria da Assunção Passos Simões Costa, a dívida que o Estado tem para com essas pessoas é incalculável.

— Eles foram privados de conviver com seus parentes. A mãe de Luiz morreu sonhando em revê-lo. Como resgatar o sofrimento imposto por uma vida inteira? É difícil devolver a eles o que lhes foi negado.

Adelino Ferreira Rodrigues e Nilta Pires Chaves, outros ex-pacientes do Colônia, tentam, juntos, construir uma nova história. Institucionalizados por cerca de trinta anos, eles buscam recuperar a dignidade que lhes foi subtraída. A improvável união de um epilético com uma catatônica tem vencido não só o tempo, mas também o preconceito que os marcou por décadas.

Órfão de pai, que morreu assassinado, o menino de São José de Caraí (MG) diz que foi internado em Belo Horizonte depois de ter sido "mordido por um cachorro bravo". Bem que tentou descobrir o motivo pelo qual foi levado para o Hospital de Neuropsiquiatria Infantil da capital mineira. Mas, até hoje, ele não sabe a resposta.

Tinha vinte e dois anos quando deu entrada no Colônia, em Barbacena, em 25 de abril de 1969. Nunca se conformou com o destino que lhe impuseram. Mesmo sem saber ler e escrever, conhecia bem os números e queria prosperar. Ganhou trocados fazendo bicos na instituição e multiplicou as moedas aproveitando o vício dos outros. Comprou rapé (tabaco em pó) para inalar ou fumar, e passou a vender para os funcionários do hospital. Assim, foi somando migalhas. Quando o montante cresceu, passou a emprestar dinheiro a juros e ganhou certo status na unidade. Era um dos poucos que tinham entrada e saída liberadas, conquistando a confiança do comércio local.

Já Nilta chegou ao Colônia em 30 de março de 1976. Não sabe nada sobre seus parentes nem os motivos de sua internação. A mulher sem passado não tem nenhum registro afetivo sobre sua família. Sua única referência é o hospital, onde viveu anos de martírio. Foi em meio ao frio, à fome e ao medo que ela encontrou Adelino, o moço considerado até bem-apanhado, dadas as condições desumanas em que vivia. Ela gostou dele "porque era bonzinho". Ele gostou dela, porque "era bem-mandada". Nilta passou a lavar as roupas de Adelino no hospital e a cuidar das coisas do paciente. Em troca, Adelino ofereceu sua proteção para alguém que considerava ser mais frágil do que ele. Em muitas ocasiões, Nilta precisou receber comida na boca para não morrer. A apatia não era resultado apenas de sua doença, mas também da crescente vontade de desistir de si mesma. Além de Adelino, a paciente Sônia foi uma das que cuidaram dela, abrindo mão da sua própria ração em benefício da amiga.

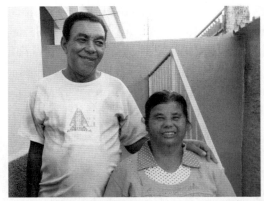

Adelino Ferreira Rodrigues e Nilta Pires Chaves, sobreviventes do Colônia, se casaram em 2005.

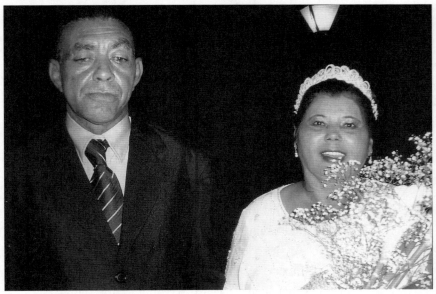

A escolhida de Adelino tinha o coração pesado de mágoa. Doía não saber quem era e também desconhecer como o Colônia se tornou o endereço de sua vida. Ao lado de seu eleito, no entanto, a existência da paciente ganhou sentido. Ela teve vontade de se arrumar e passou a sorrir. Em 2004, quando o companheiro deixou o hospital, para experimentar uma rotina sem muros numa residência terapêutica, Nilta baqueou. Tinha medo de ser deixada para trás.

Mesmo desospitalizado, Adelino manteve o compromisso com a paciente, indo visitá-la todos os fins de semana que se seguiram. Levava roupas, guloseimas. Em troca, ganhava a atenção que precisava para se sentir seguro. Mas a liberdade sem Nilta não tinha o sabor que ele imaginava. Ela fazia falta em sua vida, e isso ele começou a perceber nos primeiros dias longe do Colônia. Assim, arquitetou um plano maluco: casar-se com ela. Seu desejo era arranjar um lugar onde os dois pudessem morar. Empolgou-se com a ideia, mas a responsabilidade de manter um lar era um desafio que Adelino nunca havia enfrentado. Teria que usar o benefício que recebia do governo, um salário mínimo, para pagar aluguel, contas, despesas com alimentação. Mas como os números eram seu forte, Adelino descobriu que somando o seu dinheiro com o dela, tudo ficaria mais fácil.

Decidido a fazer o pedido de casamento, ele partiu para o endereço da namorada, transferida para uma casa protegida seis meses depois que ele deixou o hospital. Quando Adelino entrou pelo portão da residência terapêutica, a nova moradora o avistou e sorriu. Era a primeira vez que ela via algo diferente no olhar dele. Sentiu um arrepio. Ansioso, ele revelou seus planos, mas nem se lembrou de fazer o tal pedido de casamento, pois considerava que já estava aceito. O casório foi marcado para o dia 2 de dezembro de 2005. Havia muito a ser preparado. Com o apoio da equipe técnica, eles viveram esse momento especial como qualquer casal, com direito a chá de panela, enxoval e até curso de noivos, exigência da Igreja Católica.

O noivo sonhava em usar terno e gravata, mas não abria mão de ter uma camisa azul igual à dos motoristas dos ônibus em que andava. Ela teve o vestido branco confeccionado por uma costureira famosa do ramo. Sem estudo, os dois fizeram questão de aprender a assinar os próprios nomes, pois não queriam passar pela humilhação de imprimir as digitais na certidão de casamento. Assim, por quase um ano sentaram-se nos bancos da escola do bairro onde moravam.

Adelino aproveitou a ocasião do casamento para realizar um sonho antigo: colocar ouro na prótese dentária que usava, pois queria ficar parecido com um cigano. A dentadura de Nilta também ganhou contornos dourados, já que ela queria atender ao gosto duvidoso do marido. Além do sorriso de ouro, a ex-paciente do Colônia conseguiu alugar uma tiara prateada que usou na celebração, para que ganhasse "ares de rainha". Era a primeira vez que ela gostava do que via no espelho. No salão de beleza, Nilta teve o seu dia de noiva e tratamento *vip*. Já o noivo foi se arrumar na casa da psicóloga das residências terapêuticas de Barbacena, Tânia Cristina de Paula Paiva. Toda a família de Tânia ficou em função do casamento. As filhas, com então cinco e seis anos, foram as damas de honra. O marido da psicóloga, o policial militar Ricardo Silveira Paiva, ajudou a vestir o noivo, sendo alçado ao posto de motorista do casal. Ela assumiu o papel de madrinha e estava tão nervosa quanto Adelino.

A psicóloga também ajudou na organização da festa, paga com doação feita pelos ex-pacientes do Colônia e dos cerca de cem moradores das residências terapêuticas. A comunidade religiosa também colaborou com a preparação de um bolo que media mais de dois metros. A igreja do Bom Pastor, no bairro Carmo de Barbacena, recebeu ornamentação especial. Lírios e flores-do--campo estavam por toda parte. Centenas de convidados aguardavam os noivos, inclusive o então prefeito Célio Mazoni (PMDB), acompanhado da primeira-dama.

De fato, a união de Nilta e Adelino foi um acontecimento. O convite informava que o enlace ocorreria às 16 horas. Às 16h02, os noivos encontraram-se à porta da igreja e se abraçaram. Sem família, eles decidiram que seguiriam juntos para o altar, um levando o outro. Quando a "Marcha Nupcial" finalmente foi anunciada, os ex-pacientes do Colônia começaram o desfile pelo tapete vermelho. Em nenhum momento lembraram-se das dores impingidas a cada um. Estavam tão felizes, que não havia lugar para lágrimas, pois elas remetiam ao longo período de clausura. Nilta, que passou a existência vestindo trapos, sentia-se tão bonita naquele vestido branco, que mal reconhecia a mulher aviltada por décadas, sem direito a pentear os cabelos e a manter a higiene pessoal. Não se assemelhava em nada com aquela paciente diagnosticada com catatonia. Vinte e quatro anos depois de ser confinada no Colônia, ela era uma sobrevivente do holocausto brasileiro e sentia-se mais viva do que nunca. Além de marido, Nilta conquistava com o casamento um lugar só seu, a casa que nunca teve.

Após a missa, celebrada pelo padre Ronaldo, os dois seguiram para a festa realizada no salão da igreja. Cortaram o bolo gigante, tiraram fotos, brindaram ao novo tempo. Recusaram-se a passar a noite de núpcias num quarto de hotel, como foi sugerido pelos amigos. Seguiram para o bairro Grogotó, onde estava a casa alugada na rua Francisco de Paula Almada. Aquele, sim, era o lugar onde eles seriam pela primeira vez um do outro. Em cima da cama impecavelmente arrumada, pétalas de flores davam as boas-vindas. Os sete anos seguintes foram de uma paz que eles desconheciam.

Na casa decorada com imagens de santos, fitinhas do Senhor do Bonfim e outras miscelâneas religiosas, os dois aprenderam a administrar não só as contas no fim do mês, mas também a própria vida. Aprenderam, ainda, a cuidar de si e do outro.

Nas consultas médicas de Nilta, Adelino está ao seu lado. Nas pequenas compras de casa, Nilta acompanha o marido. Ela cozinha e cuida da casa, ele organiza as finanças. Nunca brigam. Todos os anos, desde o casamento, eles vão à Aparecida do Norte, o santuário católico nacional localizado em Aparecida, no Vale do Paraíba (SP). Lá, visitam a Basílica Velha e a Igreja de São Benedito. A cada viagem, retornam a Barbacena com novos penduricalhos que usam para enfeitar o imóvel e proteger seus moradores e quem os visita.

Tânia, a psicóloga das residências terapêuticas, é uma das pessoas por quem eles sempre oram. Ela acompanha o casal a cada quinze dias. Hoje, tornou-se mais do que técnica, uma amiga. Procura, com o seu trabalho, potencializar o melhor de cada ex-paciente do Colônia, porque mais do que ninguém ela acredita que eles podem superar as próprias limitações. Recebe em troca afetividade, sendo surpreendida pela capacidade que eles demonstram de se reinventar. O rótulo de coitados não lhes cai bem, e Tânia sabe disso. Há dez anos, quando a técnica teve seu carro furtado, ela encontrou solidariedade onde menos esperava. Adelino, que havia juntado R$ 3 mil na poupança, quis dar a ela o dinheiro para que comprasse outro veículo.

— Tânia, você não pode ficar sem olhar a gente. Dou meu dinheiro e da Nilta para você comprar outro carro. Você precisa dele para vir aqui.

A demonstração de preocupação emocionou a psicóloga. Além de Nilta e Adelino, moradores das residências terapêuticas queriam solucionar o problema da técnica. Um ofereceu vales-transporte, outro quis emprestar o seu próprio passe livre, que garantia o direito de andar de ônibus sem pagar. Os livros da faculdade de psicologia haviam preparado Tânia para muitos desafios, mas não previam que, no hábitat dos considerados sem normas, ela encontraria mais humanidade do que em seu próprio mundo.

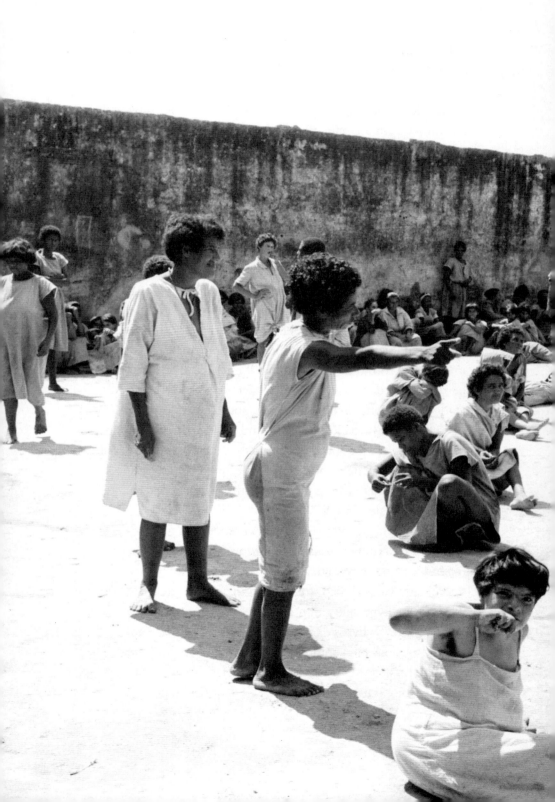

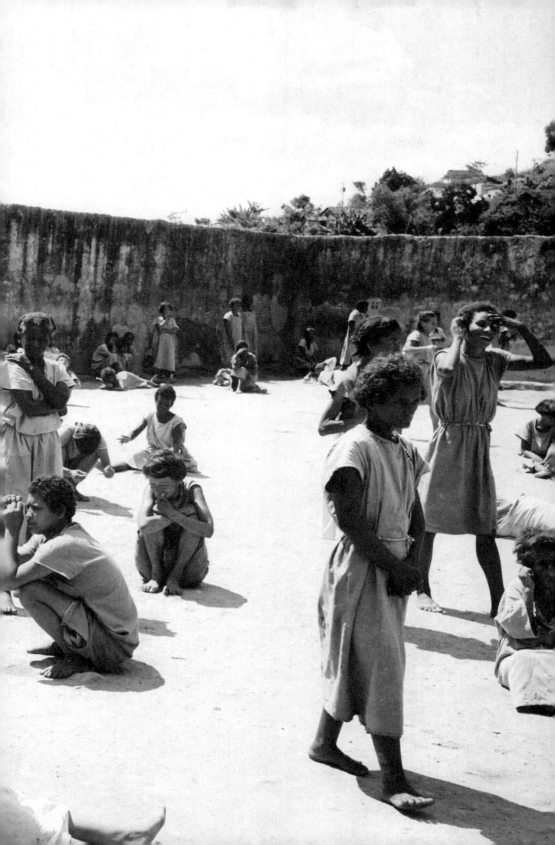

Encontro, desencontro, reencontro

De meias cinza, calça jeans e casaco, o gigante quase não cabe no sofá da sala. Descansa, após carregar, por mais de quatro décadas, a pesada armadura que o tornava imune ao sofrimento de uma vida. Há sete anos descobriu que não precisava mais dela. Apesar de ter crescido sem lágrimas, ele, agora homem-feito, não consegue mais represá-las. Então com quarenta e seis anos, o chefe da banda do Corpo de Bombeiros de Minas Gerais, João Bosco Siqueira, experimenta algo inédito na sua trajetória: aprender a ser filho. Ex-aluno da Febem, ele exibe com orgulho a guerreira de quem se perdeu bem no início da batalha. É Geralda Siqueira Santiago Pereira, então com sessenta e dois anos. Do alto de seu 1,50 metro, a ex-empregada doméstica envolve o tenente nos seus braços, embora não consiga mais pegá-lo no colo como fez na adolescência, quando, aos quinze anos, deu à luz João dentro do pavilhão

Zoroastro Passos, no Colônia de Barbacena. O exílio no hospital foi a forma que o patrão de Virginópolis (MG) encontrou de silenciar a menina que ele havia estuprado no período em que ela trabalhava em sua casa. Com então cinquenta e quatro anos, ele precisava esconder a gravidez da garota a qualquer custo, nem que, para isso, confiscasse, mais uma vez, a inocência dela.

Geralda nasceu em Coroaci, no Vale do Rio Doce, um ano depois de o distrito mineiro de Santana de Suassuí ser elevado a município, em 1949. Perdeu pai e mãe ainda pequena, sendo criada por vizinhos. Dos parentes não tem nenhuma informação nem um rosto para recordar. Analfabeta, foi levada para trabalhar em casa de família, longe de sua cidade natal, aos onze anos. Quando chegou ao prédio de dois andares, em Virginópolis (MG), ainda tinha corpo de criança, mas chamava a atenção por seus cabelos negros, sobrancelha farta e lábios carnudos. Na casa, além de dois meninos, havia outras quatro garotas com idade próxima à sua, filhas dos donos do imóvel. Enquanto eles brincavam, ela era explorada no trabalho infantil. Mesmo pequena, fazia serviço de gente grande, sendo responsável pela comida, lavagem de roupas e limpeza. A jornada, que começava ainda de madrugada, só terminava à noite, quando ela, exausta, seguia para o quarto dos fundos, sem qualquer ventilação.

O chefe da família era advogado e mantinha um escritório no andar superior. Por isso, ficava mais na residência do que na rua. A vida em casa era conturbada. Com as constantes crises nervosas, a esposa era frequentemente internada em clínicas psiquiátricas particulares de Divinópolis (MG). Assim, a menina acabou transformada na mulher da casa, tornando-se responsável por tudo. Quando sobrava tempo, brincava escondido com a boneca de pano que havia costurado com retalhos que encontrou. Era o único momento de criança.

Um dia, enquanto lavava o banheiro principal do imóvel de trinta metros quadrados, mais de duas vezes o tamanho de seu quarto, foi surpreendida pela chegada do patrão. Ele estava diferente, com o olhar enigmático e assustador. Suava depois de entrar abruptamente no cômodo. Sem falar nada, ele a agarrou. Começou a beijar o pescoço da então adolescente de catorze anos, pressionando-a contra a porta. A garota franzina não reagiu. Também não emitiu qualquer som. Estava tão apavorada, que sentia medo até de gritar. Abusada sexualmente, Geralda bem que tentou pedir ajuda a uma das irmãs do advogado, mas ouviu em tom jocoso que homem era assim mesmo e, portanto, deveria esquecer.

Um ano depois do episódio, a adolescente estava na cozinha, no porão do prédio, preparando um prato de comida. Já era tarde da noite, e ainda não tinha se alimentado naquele dia. O homem apareceu na escada, batendo a porta. Ela se encolheu. Puxada pelos cabelos, foi jogada sobre a mesa. Deitado por cima dela, o patrão a estuprou. Machucada, Geralda sentiu dor na alma. Pela primeira vez na vida, desejou a morte. Quando o ato acabou, ela permaneceu deitada na mesa. Perdeu a noção das horas. Sem ninguém no mundo, só conseguia chorar.

O tempo passou, mas agora quem estava diferente era ela. Havia perdido o ar ingênuo, suas feições endureceram. Seu corpo também passara por transformações. A mama havia crescido; o quadril, alargado. Ela vomitava quase que diariamente e, ainda assim, sentia mais fome. Logo a gravidez foi descoberta, e familiares do advogado começaram a articular uma saída. A mais fácil seria mandar a gestante para longe, para um local de onde ela não pudesse mais sair.

Com a ajuda de duas irmãs de caridade amigas da família, o destino de Geralda foi traçado. Assim, naquele ano de 1966, a menina deixou o imóvel em Virginópolis na companhia de duas freiras: Helena Guerra e Tereza. Depois de uma longa viagem, elas chegaram a Barbacena. Ao avistar um dos prédios do Colônia, Geralda sentiu o coração apertar. "Que estranho!", pensava. Mas somente quando entrou no pavilhão do chamado hospital é que ela conseguiu falar:

— Meu Deus!

Havia tantas mulheres caídas no chão, espalhadas pelos cantos, em meio a fezes, que a gestante foi tomada pelo pânico. Inconscientemente, colocou a mão sobre a barriga na tentativa de proteger o filho. Que lugar era aquele? Por que as pessoas estavam ali? Os gemidos de lamento eram ensurdecedores. Mesmo grávida, ela tomou seu primeiro eletrochoque, para "amansar", disseram os guardas. Foi a última coisa que ouviu no seu primeiro dia na Assistência, nome dado ao setor feminino do Colônia.

Como tinha a sanidade a seu favor, Geralda foi levada para o berçário do Colônia, sendo incumbida de cuidar dos filhos de pacientes e lavar todas as roupas. Trabalhava muito e quase não comia. Sentia nojo das refeições que mais pareciam lavagem. O cheiro dava náuseas. Quando a bolsa se rompeu, em 21 de outubro de 1966, ela estava debilitada pela fome, mas usou as últimas forças que lhe restavam para trazer o filho ao mundo. O menino nasceu no pavilhão Zoroastro. Forte e saudável, ele era quase um milagre. Mesmo esquálida, Geralda via o leite escorrer pelo peito. Conseguiu amamentar por seis meses e dormir ao lado do filho nesse período. O bebê era a única coisa sua, imaginava.

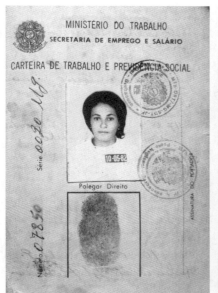
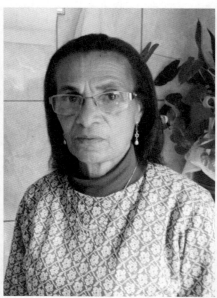
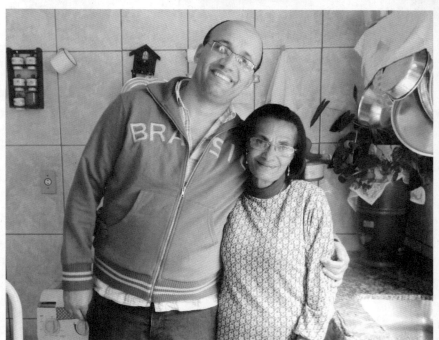

Geralda Siqueira Santiago, mãe de João Bosco, foi estuprada aos catorze anos e levada para o Colônia grávida. Depois de dar à luz o menino, eles foram separados. Só se reencontraram em 2011.

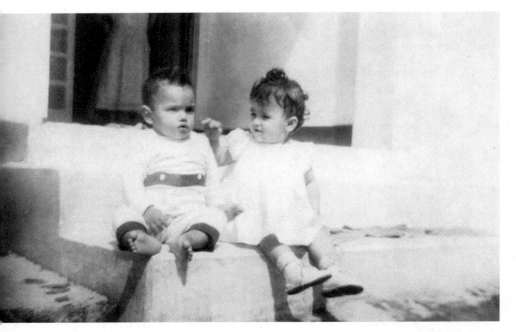

João Bosco, bebê no Colônia.

Mas a mãe não teve o direito de escolher o nome do bebê. Batizado de João Bosco pelas freiras, em homenagem a um santo da Igreja, o menino cresceu sob a proteção das religiosas. Quando ele completou dois anos, a jovem com então dezessete anos foi obrigada a deixar o Colônia para trabalhar.

— O João Bosco fica aqui. Você vem visitá-lo nos finais de semana — Geralda ouviu da irmã Tereza.

A separação do filho foi um golpe duro. Empregada numa casa de família, ela passava os dias da semana esperando pelo domingo, quando corria para o hospital, a fim de pegar o filho nos braços. O sorriso dele renovava a coragem dela. Geralda desejava trabalhar mais, na esperança de alugar algo para os dois. Reuniu economias nos doze meses seguintes e estava ansiosa para dar a notícia no hospital. No domingo, sairia do Colônia levando o filho. Quando chegou, no entanto, percebeu algo de errado. João Bosco não estava sentado na escada da porta do berçário como de costume. Angustiada, ela iniciou a procura pelo menino de três anos.

— João, meu filho, a mamãe chegou. Vem, querido, estou aqui.

As enfermeiras procuraram demonstrar naturalidade, mas havia um clima tenso no ar.

— Cadê meu filho? — perguntava Geralda a cada funcionária que encontrava pelo caminho.

— Não está mais aqui. Foi levado para longe — respondeu uma das freiras que acabava de chegar.

Geralda perdeu o controle. Começou a gritar, debatendo-se. Não podia aceitar que a melhor parte dela lhe tivesse sido arrancada. Estava histérica. Foi detida por dois guardas que a levaram para outro pavilhão. Presa pelos braços, recebeu descargas elétricas e, depois, uma ameaça:

— Se voltar aqui, não te deixaremos sair.

Aos dezoito anos, a jovem deixou o hospital com passos de uma idosa. Em uma hora, havia envelhecido décadas. Não tinha forças para enterrar um filho vivo.

— Joãozinho, reage, meu filho.

A voz parecia vir de muito longe. O garoto de oito anos ainda abriu os olhos, mas a vista embaçava. Com quarenta e um graus de febre, ele delirava. Passou a noite toda com arrepios pelo corpo e tremedeira que nenhum cobertor foi capaz de fazer parar.

Na cabeceira da cama, a mulher fazia compressas com toalha.

— Se não melhorar, vamos ter que chamar o médico — dizia para a colega. Quando amanheceu, João Bosco finalmente conseguiu dormir. A temperatura do corpo havia baixado.

Exausta, a guardiã seguiu na direção de casa. Precisava descansar para enfrentar a longa jornada que teria pela frente. A rotina no Patronato Padre Cunha não era fácil. Para manter a instituição que abrigava cerca de cem crianças de zero a treze anos, no distrito de Pinheiro Grosso (MG), somente correndo atrás de doação. Em função do encontro com José Lauro, dono da única panificadora da região, irmã Rosa, filha de imigrantes poloneses, sabia que só poderia tirar um cochilo para não perder a hora. Na residência das freiras, ela escolheu a cadeira de balanço no lugar da cama. Adormeceu sentada e só despertou a tempo porque foi acordada pelo próprio ronco.

Com baixa estatura e olhos verdes, a freira não parava, apesar do sério problema que tinha na vista. Bilíngue, ela era admirada pelos adultos, mas venerada pelos meninos que ajudava a cuidar. Todas as noites, pegava uma cadeira e colocava no meio da sala de TV. Espalhava tapetes pelo chão, para que as crianças se sentassem ao seu redor e, juntos, pudessem assistir à novela das oito. O gesto da freira dava início à confusão. Os garotos se estapeavam para sentar o mais próximo dela. É que o sortudo que conseguisse ganhava de brinde cafuné de Rosa. Como todos queriam receber o carinho, a disputa era acirrada. Na hora de dormir, os meninos ouviam histórias infantis transmitidas para todos os dormitórios em caixas de som.

A dedicação das irmãs amenizava a precariedade do orfanato. Mesmo pobre de recursos, o patronato era sinônimo de lar. Apesar de racionada, a comida tinha sabor. Até o lanche modesto, mingau ou broa de fubá, tinha gosto bom. O melhor era a cuca preparada pelas freiras. Para manter as refeições, havia uma horta na instituição que fornecia quase tudo o que era consumido na cozinha. Como não havia fundos para contratar número suficiente de funcionários, os meninos ajudavam na colheita, e desde cedo aprendiam a valorizar o pouco que tinham. Tudo era coletivo, e, por isso, havia um senso de comunidade muito forte entre eles. Os "irmãos do patronato" criaram um elo capaz de vencer o tempo.

João Bosco cresceu nesse ambiente, rodeado de mulheres ternas. Em Maria Moraes de Jesus, o anjo negro da instituição, encontrou referência de vida. Com irmã Dita, como ainda é conhecida hoje aos sessenta e oito anos, ele manteve os piores embates, mas recebeu os melhores conselhos. Paranaense, a franciscana da Congregação Sagrada Família tinha generosidade no olhar e um sorriso que iluminava. Apesar da juventude — estava com vinte e oito anos à época —, ela sabia se impor com energia, sem, contudo, perder a doçura.

— Meu filho, a inteligência é uma arma muito poderosa. Com ela, você pode salvar o mundo ou destruir pessoas — ensinava Dita.

A irmã estava sempre disponível a ouvir.

— Irmã, do que é feito o álcool? — perguntava João Bosco.

— De açúcar.

— Mas açúcar é doce, e álcool não. Por que o álcool queima, e o açúcar não?

— Porque ele é produzido de certas misturas. A cana-de-açúcar é a principal matéria-prima utilizada, mas existem outras, como o milho, a mandioca e o eucalipto.

— Mas por quê?

Sempre que ficava sem resposta, irmã Dita saía pela tangente:

— Meu filho, é melhor ir rezar.

Apesar de não ficar satisfeito com a resposta, o garoto sabia que já tinha gastado tempo demais da freira. Restava a ele obedecer. Logo que se afastava, porém, a religiosa soltava uma gargalhada gostosa, daquelas que dão vontade de rir só de escutar.

— Êta menino danado! — dizia baixinho, balançando a cabeça.

Dita percebeu logo que a criança questionadora não gostava de trabalhar na roça como as outras. Como não podia privilegiar ninguém, ela designou Joãozinho para "cuidar" dos mais novos. Assim o mantinha longe da plantação, como ele queria, mas despertava nele a noção de responsabilidade com o outro.

No dia do aniversário de onze anos, João Bosco aprontou tanto no orfanato, que conseguiu estressar até a mais paciente das freiras. Recebeu como "castigo" a limpeza do chiqueiro, tarefa que odiava fazer. Saiu pisando duro. Preferia ficar sem ver *Os trapalhões* na TV, programa predileto de domingo, a ter que enfrentar aquele cheiro.

Poucos dias depois, um grupo de Emaús, que visitava o patronato regularmente, esteve lá para realizar a festa dos aniversariantes do mês. Integrantes do movimento jovem da Igreja Católica, eles organizavam não só o lanche, mas também as atividades recreativas. Entre as tarefas daquele dia de comemorações, o grupo pediu aos homenageados que fizessem uma redação contando sobre como havia sido o dia em que ficaram um ano mais velhos. João Bosco aproveitou para se vingar. Chamado ao microfone para ler sua carta, ele deitou e rolou:

— O meu aniversário foi no meio dos porcos, e a culpa é da irmã Dita...

Os Emaús foram pegos de surpresa, e em conjunto olharam para a freira. Ela, por sua vez, fitava o menino com os olhos negros arregalados. De repente, todos começaram a rir, menos o denunciante, que, com o papel nas mãos, continuava apontando em direção à freira. Para tentar colocar um ponto-final na situação embaraçosa, o grupo chamou a franciscana, pedindo a ela que entregasse uma calça de tecido azul de presente ao garoto. Os dois se abraçaram, e Joãozinho fez as pazes com a sua preferida.

Apesar da história divertida, aquele foi um ano difícil para ele. Todos os domingos, seus "irmãos" do patronato recebiam visita da família. O pai de Francisco Alvim de Carvalho trabalhava na roça, mas, no fim de semana aparecia pontualmente na instituição às 11 horas e só ia embora no último ônibus, que partia às 16h30. A mãe de José Fernando Afonso também.

— Por que os pais deles vêm visitá-los, e ninguém vem me ver?

Revoltado, João Bosco corria até a capela. De formação católica, ele esperava uma resposta de Deus.

— Por que até o senhor tem mãe, e eu não? Por que não me deu uma?

A entrada na adolescência trouxe muitos conflitos para o garoto tido como órfão. A situação se tornou ainda pior com a contratação de Roberto, funcionário magro, de estatura mediana e olhar frio. Aos vinte e cinco anos, a diversão do rapaz que abusava da bebida era aterrorizar os meninos do patronato. O monitor tomava conta dos internos, mas nos fins de semana sempre chegava bêbado ao dormitório. Quem fazia xixi na cama passava a noite toda debaixo do chuveiro frio como castigo. Vantuil, o menino mais bonito do patronato, era uma de suas principais vítimas. O funcionário também usava um fio para ameaçar e punir quem transgredisse as ordens. Numa dessas noites, após urinar na cama, Prisco, o craque de bola do internato, teve a calça arrancada pelo homem. Na frente de todos, Roberto pegou o pênis da criança e ameaçou cortar com um canivete. A tortura psicológica durou a noite inteira.

De vez em quando, ele colocava dez meninos de mãos dadas. Pegava um fio de duas pontas desencapadas e mandava o primeiro garoto segurar uma delas. Colocava a outra ponta na tomada. A carga ia passando de um para o outro e chegava ao último menino com força ainda maior. O choque fazia os garotos pularem como pipoca até serem jogados no chão pelo impacto. João Bosco foi uma dessas vítimas, e mais do que medo, tinha raiva de Roberto.

Um dia, João Bosco presenciou a agressão do monitor contra um dos amigos. Não suportou.

— Deixa de ser covarde! — gritou.

A reação de Roberto foi imediata. Acertou o rosto do adolescente com uma vara.

— Seu filho da puta! — saiu João Bosco xingando, em direção à capela. Lá dentro, as freiras faziam a habitual oração depois do almoço. Atrás do garoto estava o agressor.

— O que está acontecendo aqui? — perguntou Dita.

João Bosco contou tudo.

— Vem comigo, Joãozinho — chamou a irmã, andando em direção à Kombi azul-clara.

A religiosa precisava ir até Barbacena e levou o menino. Embora não estivesse convencida, aproveitaria a viagem de Kombi para conversar melhor com ele. Voltou desconfiada da versão do adulto, e na primeira oportunidade confirmou a história, demitindo o monitor.

Rodrigues, recém-saído do Exército, entrou no lugar dele. Filho de italianos, o novo funcionário era boa-pinta e gostava de se gabar. Tinha olhos azuis, cabelos compridos, lábios grossos. Simpático, conquistou a confiança das freiras e dos próprios meninos. No começo, eles gostaram da atenção do rapaz, mas depois começaram a desconfiar do comportamento dele.

Uma das regras do patronato, instituídas pelos próprios meninos, era que homem podia ser amigo do outro, no entanto, nada de proximidade física. O ex-militar infringiu a regra e passou a acariciar os meninos. O contato chamou a atenção, levando muitos a se afastarem. Otávio, hoje na Polícia Militar, tinha onze anos, quando sofreu a primeira tentativa de abuso sexual. Esquivou-se de Rodrigues, que procurou outro. Aos doze anos, Amilton não sabia como lidar com o assédio do rapaz nem o que fazer, quando, à noite, o agressor se deitava em sua cama, passando a barba cerrada em seu corpo. Para se proteger de Rodrigues, Paulinho, outro craque de bola do patronato, resolveu guardar o cutelo, instrumento cortante de cozinha, debaixo do travesseiro. Assim, se fosse atacado, revidaria. Tinha vontade de matar o funcionário. Para isso, porém, Paulinho e os amigos precisavam de um plano. João Bosco teve a ideia de derrubar o patronato com Rodrigues dentro. Teve o apoio de Inácio e Jorge, outros dois internos.

Nesse tempo, a estrada de terra que dava acesso à instituição passava por asfaltamento. Dois tratores de esteira eram usados nas obras. Os alunos decidiram que aprenderiam a dirigir para levar as máquinas até o abrigo. Como um dos tratoristas só trabalhava bêbado, eles aproveitaram para arrancar dele informações sobre o manuseio do veículo.

Na noite combinada, os três pularam a janela do dormitório para seguir com seu projeto de vingança. Porém, ao se aproximarem do lugar onde foram criados, desistiram. A molecagem dos garotos, no entanto, surtiu efeito, chamando a atenção das freiras. Rodrigues acabou sendo demitido. Apesar de ter sido denunciado, livrou-se da prisão, numa época em que o abuso sexual contra a população infantojuvenil era acobertado. O Estatuto da Criança e do Adolescente, que estabelece pena para o crime, só foi instituído no Brasil em 13 de julho de 1990.

Em 1979, ao completar treze anos, Joãozinho mudou-se novamente de endereço. Como não tinha mais idade para permanecer em Pinheiro Grosso, ele e outros sete amigos foram enviados para a Febem, em Antônio Carlos (MG), onde o destino começou a traçar novos planos para sua vida.

Geralda tinha completado vinte e nove anos em 1979. Fazia catorze anos que estava sem notícias do filho. Um ano depois de João Bosco ter sido arrancado do seu convívio, ela conheceu o marido, morador do município mineiro de Alfredo Vasconcelos, com quem teve outros três filhos: dois rapazes e uma menina. Nenhum deles foi capaz de abrandar a angústia que ela sentia no peito ao pensar no primogênito. Ele estaria vivo? Sentia frio à noite? Passava fome?

Fazia dois anos que a doméstica havia ficado viúva. Sem pensão e imóvel próprio, mas com três crianças para criar, Delcio, Dirceu e Elaine, ela se viu obrigada a fazer faxinas para pagar o aluguel e garantir que os seus tivessem o mínimo. Saía de casa às 6 horas e deixava o mais velho cuidando dos mais novos. As sobras de comida doadas pelas patroas iam direto para as crianças, ao menos elas não passariam necessidade.

Nas casas de família onde trabalhou, Geralda só comia quando lhe era oferecido. Tinha vergonha de pedir qualquer coisa para aplacar sua fome, mesmo que estivesse há mais de um dia sem comer. Assim perdeu a saúde, mas pelo menos conseguiu garantir que os filhos que estavam ao seu lado crescessem saudáveis. Mesmo sem saber ler nem escrever, ela conseguiu que estudassem. Depois de doze horas diárias de trabalho, era comum que Geralda chegasse em casa e encontrasse os filhos dormindo. Ela, porém, não conseguia descansar. Seus pensamentos eram ocupados por João Bosco. A ausência dele fazia o peito de Geralda doer.

Por muitas vezes pensou em procurar pelo menino, mas teve medo de sofrer retaliação por parte das freiras que a ameaçaram. Chegou a visitar João Bosco no patronato uma única vez. Embora quisesse voltar, Geralda não tinha dinheiro para o deslocamento. Anos mais tarde, ouviu falar que o filho havia sido transferido para a Febem. Ela achou que o matariam lá dentro.

A dúvida a fez sofrer mais.

— Vocês querem ser homens de bem? Então me sigam, pois não estou aqui para formar bandidos.

A frase, dita por Benjamin Fullin, diretor da Febem Lima Duarte, impressionou João Bosco. Recém-chegado à instituição de Antônio Carlos, em Minas Gerais, em 1979, o adolescente tinha ouvido tantas histórias sobre as unidades da Febem que, embora não demonstrasse, estava com medo. Mas foi em Antônio Carlos que ele teve o talento despertado. Apesar do acesso a cursos profissionalizantes de mecânico, eletricista, garçom e chefe de cozinha, foi o encontro com a música que o transformou.

A banda da Febem, composta por trinta meninos, era formada por alunos da escola, mas passava por um momento de baixa, com a saída obrigatória dos jovens que completariam dezoito anos. Desfalcada, precisava de novos membros. Apaixonado por música, o jovem se interessou em participar. Sonhava em aprender a tocar saxofone, mas foi escolhido para a tuba. Sentiu-se o pior dos homens ao receber do maestro Nadir o instrumento musical em forma de sino. Aquilo era o fim do mundo, ele pensava.

No primeiro final de semana livre na Febem, João Bosco viajou até Pinheiro Grosso, a cinquenta quilômetros de Antônio Carlos, para ver a irmã Dita. Na verdade, ele partiu para lá com o intuito de revelar a ela o absurdo de ter sido escolhido para tocar o pior instrumento de uma banda. Ao chegar ao patronato, soube que Dita estava recebendo a visita de José Lauro, o panificador que ajudava na manutenção da entidade. A freira, entretanto, mandou João Bosco entrar. Recebeu o adolescente com o sorriso que ele tanto amava, mas o interno da Febem tinha cara de poucos amigos.

— Irmã, a senhora sabe o que fizeram comigo na Febem?

Antes de o adolescente continuar a desfiar o rosário sobre a sua história na banda, José Lauro entrou no assunto.

— Você está na Febem, em Antônio Carlos? Ouvi dizer que lá tem uma banda excelente. Sonhei a minha vida inteira em tocar tuba. Por volta de 1800, este instrumento começou a ganhar popularidade nas pequenas bandas de metais da Europa.

João Bosco foi pego no contrapé. Com os olhos arregalados, estava visivelmente desconcertado.

— Joãozinho, você sabia que nas bandas filarmônicas cabe à tuba o papel fundamental de suporte harmônico?

O rapaz balançou a cabeça para os lados.

— Mas o que queria dizer quando chegou aqui, filho? — perguntou irmã Dita.

— Ah? Então. Contar que eu vou tocar tuba na banda da Febem. Estou adorando — improvisou o adolescente.

A partir daquele momento, João Bosco assumiu seu lugar na banda e passou a querer um espaço também no mundo. Aprendeu o instrumento, sem saber que ele consolidaria sua carreira mais tarde.

Cinco anos se passaram desde a chegada do adolescente a Antônio Carlos. A experiência o transformara. Sozinho na Febem Lima Duarte, ele aprendeu a lidar com suas frustrações e medos. Também foi lá que se posicionou pela primeira vez contra o conhecido funcionário que gostava de violar meninos. Responsável pelo almoxarifado, o homem de cabelos brancos e pele marcada por pequenas feridas causadas pela exposição ao sol e pela idade atraía os adolescentes para o setor, onde praticava os abusos sexuais. Um dia, o aluno da banda foi surpreendido pelo servidor. Precisava de um material de escritório, mas acabou sendo agarrado. João Bosco conseguiu se desvencilhar e correr. Não sem antes dar um recado:

— Se tentar algo parecido de novo, acabo com você — gritou com a voz mais ameaçadora que conseguiu.

Aos dezessete anos, o rapaz sabia que precisava dar um rumo à vida. Em um ano, teria que deixar a unidade e caminhar com as próprias pernas. Sem passado ou parentes, a proximidade dos dezoito anos era motivo de apreensão. Nessa época, ele tentou concurso para a Polícia Militar, no 9º Batalhão de Barbacena, mas, apesar de ter sido aprovado, não tinha idade para ingressar. Conseguiu ficar na Febem até os vinte anos, quando foi novamente aprovado no concurso do Estado que daria direito a uma vaga na polícia mineira. Ele e outros cinco colegas da Febem, que também conquistaram as primeiras vagas, partiram rumo a Contagem, onde passariam pelo período de recrutamento no quartel do 2º Batalhão de Bombeiros, na avenida João César de Oliveira.

Nenhum deles tinha dinheiro para se manter na cidade. Contaram com o apoio do diretor João Raymundo Couto Matta até receberem o primeiro salário. Com o dinheiro, João Bosco quis realizar um sonho: comprar, aos vinte anos, sua primeira calça *jeans*. Cobiçava uma da marca US top, exatamente como a que os rapazes usavam na sua época de infância. O dinheiro, porém, era curto. Adiou mais uma vez a compra da peça e resolveu doar metade do salário para Tereza, a freira que havia abandonado o hábito e ajudou a cuidar de João Bosco, recebendo-o em sua casa nos períodos de férias.

Dois anos depois de se formar no 2º Batalhão de Contagem, o bombeiro soube que a banda da corporação estava acabando, pois padecia de falta de pessoal. Os músicos antigos se aposentaram e precisavam ser substituídos. Ele e os outros ex-alunos da Febem candidataram-se a uma vaga no grupo do 1º Batalhão de Bombeiros da Afonso Pena, em Belo Horizonte. Não deixariam a banda morrer.

Nos sete anos seguintes, João Bosco morou no quartel. Dormia no depósito onde os instrumentos da banda eram guardados. Lá dentro havia dois beliches. Dividia o lugar com outros três colegas de trabalho nascidos em Juiz de Fora e em Mar de Espanha. Nos fins de semana, quando todos iam para casa, o instrumentista ficava na companhia de seus livros. Ao contrário dos companheiros, não tinha família para visitar.

Num desses dias de solidão, conheceu o escritor mineiro Roberto Drummond, que morava bem em frente ao quartel. Os dois se cruzaram na banca de jornal localizada na esquina da Afonso Pena com a Piauí, e o bombeiro puxou conversa. João Bosco saiu dali com a indicação de leitura de *O Primeiro Homem*, romance inacabado de Albert Camus, o filósofo francês nascido na Argélia. Acabou matriculando-se em filosofia, na PUC, em 2005.

Hoje, mais de duas décadas depois de ingressar nos Bombeiros, João Bosco continua na banda como chefe, atuando agora nos bastidores. Nesse período, o subtenente casou-se aos trinta e cinco anos, separou-se aos trinta e oito e tornou-se pai de Heitor aos quarenta e cinco, mesma idade em que se casou com a professora Maria Madalena Pimentel Siqueira, de Água Doce do Norte, no Espírito Santo.

Em 2011, os quarenta e um homens da banda resolveram preparar uma surpresa para João Bosco. Ele completaria quarenta e cinco anos. Com o apoio do comandante à época, Edson Alves Franco, os músicos iniciaram uma busca por Geralda. Sem saber o que estavam tramando, o chefe da banda chegou a se irritar com as saídas sem comunicação dos integrantes. Considerou insubordinação, conduta inadequada para um militar.

— Tem alguém em casa?

Fardado, o militar que havia acabado de estacionar a moto na calçada da residência localizada no bairro Santo Antônio, em Barbacena, batia palmas. Tornou a chamar, até que uma senhora negra de óculos, cabelos crespos e vincos profundos na testa abriu a janela.

— Pois não.

— Estou à procura de Geralda Siqueira.

— Sou eu.

Sérgio Luiz, o suboficial da banda da EPCAR (Escola Preparatória de Cadetes do Ar), de Barbacena, deu um largo sorriso. Ex-aluno da Febem, ele foi acionado pelos bombeiros de Belo Horizonte para ajudar na localização de Geralda.

— Posso falar com a senhora?

— Espera aí — respondeu Geralda, tornando a fechar a janela.

Em poucos minutos, a mulher magra, que pesa pouco mais de quarenta quilos, apareceu no quintal e caminhou em direção ao desconhecido.

— Eu vim aqui falar sobre o João Bosco.

Geralda estremeceu. Após quatro décadas e meia de separação, alguém batia à sua porta trazendo informações do filho. Seria mesmo verdade?

— É melhor o senhor entrar, porque não estou conseguindo ficar de pé.

Com o coração aos saltos, Geralda conduziu o militar até a varanda. O homem começou a falar.

— Eu sou amigo de João Bosco, que pertence ao Corpo de Bombeiros, em Belo Horizonte. Há meses, procuramos pela senhora. Embora ele fale pouco sobre a sua história, sabemos que não a vê há mais de quarenta anos. Como o aniversário dele se aproxima, gostaríamos de fazer uma surpresa e levá-la até lá.

Geralda estava paralisada. Em poucos segundos, conseguiu obter respostas que a atormentaram por toda uma vida. Sabia agora que o filho do Colônia não só estava vivo, mas também trabalhava e morava em Belo

Horizonte. Mais do que isso, teria a chance de tocá-lo mais uma vez.

— Moço, eu não sei nem o que dizer. Sofro há tantos anos sem notícias do meu filho, que só mesmo são José para trazer o senhor aqui.

Depois de algumas horas de conversa, Luiz despediu-se, marcando um novo encontro, a fim de combinar os detalhes da viagem. Logo que ele saiu, Geralda telefonou para o filho Décio.

— Corre aqui em casa, pois tenho que te contar uma coisa.

Preocupado, o rapaz atendeu ao chamado da mãe.

— Filho, um homem saiu daqui de casa agora, dizendo que é amigo do João Bosco. Quer me levar para Belo Horizonte.

A doméstica aposentada tinha dificuldade para falar, porque o choro embargava sua voz.

Décio interrompeu:

— Mãe, eu vou com você. Quero muito abraçar meu irmão.

João Bosco foi chamado pelo comandante do Corpo de Bombeiros, Edson Alves Franco, no salão nobre da Academia de Bombeiros da rua Piauí. Era uma sexta-feira e coincidia com seu aniversário, e o militar ficou pensando o que teria levado o coronel a acioná-lo logo pela manhã. A banda da corporação era sucesso fazia muitos anos, principalmente depois que seu dirigente descobriu, nos Estados Unidos, um endereço de venda de partituras americanas para incrementar as apresentações. Se não era assunto da banda, qual seria o motivo?

Quando entrou no imóvel, João Bosco descobriu que o coronel não estava sozinho. Os músicos também estavam lá, uniformizados, com máquinas fotográficas nas mãos, sorrindo. Mas o que significava tudo aquilo, pensou.

Não teve tempo de perguntar. Logo, imagens suas começaram a ser projetadas num telão. Ainda sem entender, ele ficou de pé, vendo e ouvindo a história da sua vida. Seus pensamentos voaram para a infância e os primeiros anos no Patronato Padre Cunha, quando apanhar fruta no terreno do famoso general Antônio Carlos de Andrada Serpa era uma grande aventura. Uma foto sua na banda da Febem, ainda na adolescência, o levou para os tempos de disciplina em Antônio Carlos, período em que era apenas um garoto tentando se comportar como homem-feito. Aí vieram o Corpo de Bombeiros e a chance de ser tratado com igualdade, de fazer os outros se orgulharem dele.

Quando o nome da mãe foi citado, o chefe da banda sentiu a respiração acelerar.

— Mas o que está acontecendo aqui?

Geralda entrou na sala sob os aplausos dos colegas de farda do filho. Naquele exato momento, o gigante se quedou. Envolvido pelos braços dela, ele sentiu-se novamente um menino. Não conhecia a força do amor materno. Ali mesmo, ele pensou que se pudesse escolher uma mãe, ela seria exatamente como aquela grande mulher, mesmo com todos os desencontros impostos aos dois. Privados da companhia um do outro, eles estavam juntos de novo, como há quarenta e cinco anos. Embora o Colônia tenha se apropriado do passado do filho de Geralda, o hospital não roubaria o futuro do militar. João Bosco teve a certeza de que nunca mais ficaria sozinho.

Em 21 de outubro de 2011, João Bosco reconciliou-se com Deus.

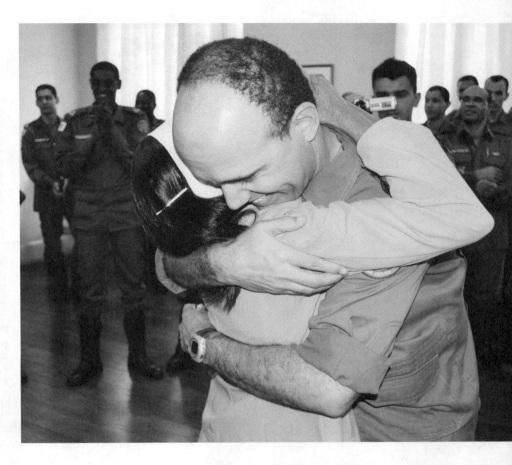

Reencontro de João Bosco e sua mãe, Geralda, promovido em 2011 pelo Corpo de Bombeiros.

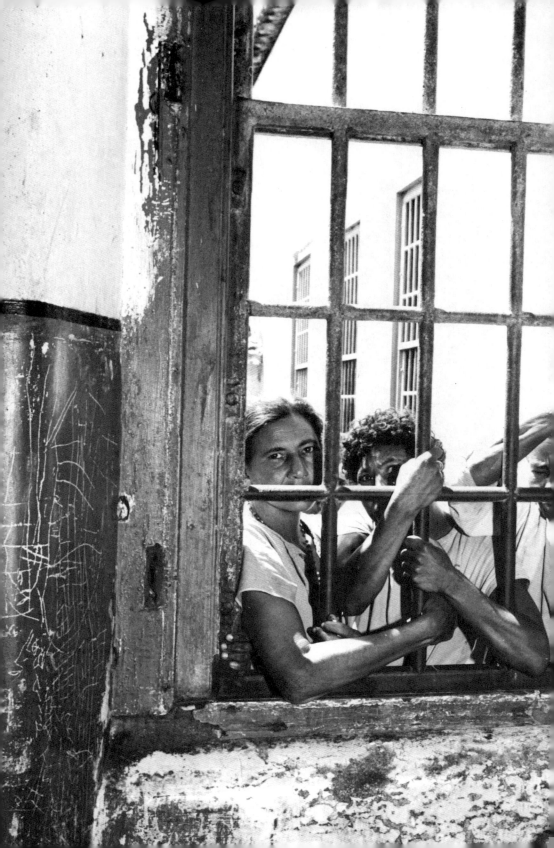

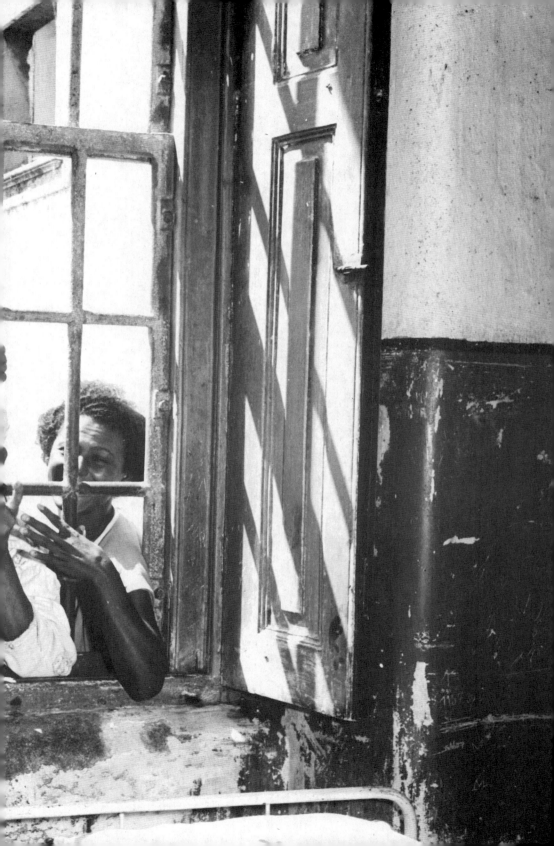

A história por trás da história

O fotógrafo da revista *O Cruzeiro* Luiz Alfredo estava prestes a registrar as imagens mais dramáticas da sua carreira, embora não soubesse disso, quando se deparou com o portão de ferro que daria acesso ao interior do Colônia, em Barbacena, naquele abril de 1961. Acompanhado do colega José Franco, ele viajou para a cidade dos loucos, depois que o chefe de redação, Eugênio Silva, descobriu que o então secretário de Saúde do governo Magalhães Pinto, Roberto Resende, estava preparando uma varredura na área da saúde, principalmente na instituição da cidade natal de José Bias Fortes, que acabara de deixar o governo mineiro. Aos vinte e oito anos, Luiz Alfredo escreveria seu nome na história.

Acompanhados do secretário, ele e o repórter chegaram ao município na hora do almoço.

— Mas o que será que existe aqui de tão grave? — perguntou Luiz Alfredo ao companheiro de pauta, no momento em que eram recebidos por freiras que trabalhavam no hospital.

Na companhia delas, ele e José Franco foram convidados a entrar. Ouviram o barulho dos cadeados sendo abertos. Quando as correntes que guardavam a porta de acesso ao pátio foram destrancadas, os olhos acostumados a tantas tragédias não puderam acreditar na cena que se desenhava.

Milhares de mulheres e homens sujos, de cabelos desgrenhados e corpos esquálidos cercaram os jornalistas. A primeira imagem que veio à cabeça de José Franco foi a do inferno de Dante. Difícil disfarçar o choque. O jornalista levou um tempo para se refazer e começar a rascunhar em seu bloco suas primeiras impressões. Já Luiz Alfredo, protegido pela sua Leica, decidiu registrar tudo que a lente da sua câmera fosse capaz de captar. Quase todas as imagens feitas naquela tarde foram registradas em preto e branco, em rolos de filme 35mm. A loucura que desfilava diante dos seus olhos não o impressionava, e sim as cenas de um Brasil que reproduzia, menos de duas décadas depois do fim da Segunda Guerra Mundial, o modelo dos campos de concentração nazistas.

Os homens vestiam uniformes esfarrapados, tinham as cabeças raspadas e pés descalços. Muitos, porém, estavam nus. Luiz Alfredo viu um deles se agachar e beber água do esgoto que jorrava sobre o pátio e inundava o chão do pavilhão feminino. Nas banheiras coletivas havia fezes e urina no lugar de água. Ainda no pátio, ele presenciou o momento em que carnes eram cortadas no chão. O cheiro era detestável, assim como o ambiente, pois os urubus espreitavam a todo instante. Dentro da cozinha, a ração do dia era feita em caldeirões industriais. Antes de entrar nos pavilhões, o fotógrafo avistou um cômodo fechado apenas com um pedaço de arame. Entrou com facilidade no lugar usado como necrotério. Deparou-se com três cadáveres em avançado estado de putrefação e dezenas de caixões feitos de madeira barata. Ao lado, uma carrocinha com uma cruz vermelha pintada chamou sua atenção.

Dentro dos pavilhões, promiscuidade. Crianças e adultos misturados, mulheres nuas à mercê da violência sexual. Nos alojamentos, trapos humanos deitados em camas de trapos. Moscas pousavam em cima dos mortos-vivos. O mau cheiro provocava náuseas. Em outro pavilhão, a surpresa: capim no lugar de camas. Feno, aliás, usado para encher colchões, abrigar baratas, atrair roedores. Viu muitos doentes esquecidos nos leitos, deixados ali para morrer. A miséria humana escancarada diante de sua máquina. Jamais havia flagrado nada parecido.

De volta à redação, o fotógrafo desabafou com Eugênio Silva.

— Aquilo não é um acidente, mas um assassinato em massa. Só precisei clicar a máquina, porque o horror estava ali.

Impressionado, o chefe de redação queria ver o material que se transformaria, cinco décadas mais tarde, no maior conjunto de imagens feitas no interior da unidade. Uma a uma, as três centenas de fotos foram sendo reveladas por Luiz Alfredo. À medida que a química imprimia forma no papel, o fotógrafo começou a ter ideia da dimensão da tragédia que havia acabado de testemunhar. "A sucursal do inferno", como os repórteres batizaram a reportagem sobre o Colônia, ganhou cinco páginas da revista em 13 de maio de 1961. O país se comoveu. A classe política fez barulho, os governantes fizeram promessas públicas pelo fim da desumanidade. Quando o calor da notícia abrandou, tudo continuou exatamente igual no hospício. Por sorte, o fotógrafo não se desfez dos negativos.

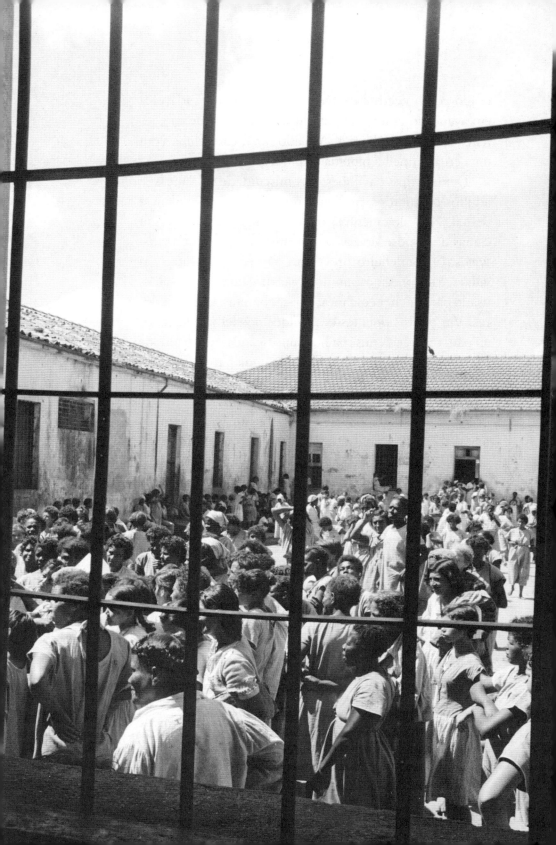

* * *

Luiz Alfredo tinha motivos de sobra para comemorar aquele 1º de abril de 1952. Filho de uma modesta família de três irmãos, o menino que nasceu em Nova Iguaçu (RJ) e cresceu em Piedade, subúrbio do Rio de Janeiro, conquistava, aos dezoito anos, seu primeiro emprego no prédio recém-inaugurado da rua do Livramento, um arranha-céu projetado pelo arquiteto Oscar Niemeyer. O cargo de auxiliar de arquivo na principal revista brasileira do século XX era o primeiro passo do rapaz em direção ao sonho de ser jornalista de *O Cruzeiro*. O periódico semanal surgiu na cena carioca no final dos anos 1920, experimentando seu período áureo no início da década de 1950, época em que mantinha correspondentes em sete países. Conquistar um lugar na revista era o desejo de muita gente, inclusive de seu mais recente contratado.

E a experiência no arquivo só fez a vontade aumentar. Além do estreito contato com a redação, Luiz Alfredo convivia de perto com personalidades da literatura brasileira, já que, no mesmo andar da redação do periódico funcionava *A Cigarra*, revista feminina do grupo Diários Associados, dirigida, à época, pelo baiano Herberto Sales, autor do romance *Cascalho*, obra que o colocou ao lado de grandes escritores da safra nordestina, transformando-o em um imortal da Academia Brasileira de Letras. Nessa ocasião, o arquivista teve contato com nomes que se consagraram, mais tarde, no cenário nacional, como os maranhenses Ferreira Gullar e José Sarney — este último, em 1953, lançava seu primeiro ensaio. Luiz Alfredo jamais poderia imaginar que o homem que vestia terno cinza listrado e se dirigia à sede da revista com textos originais debaixo do braço se tornaria, em 1985, o 31º presidente do Brasil.

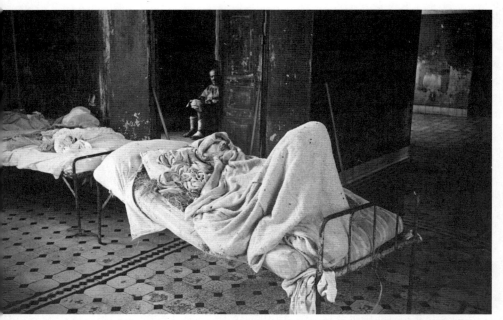

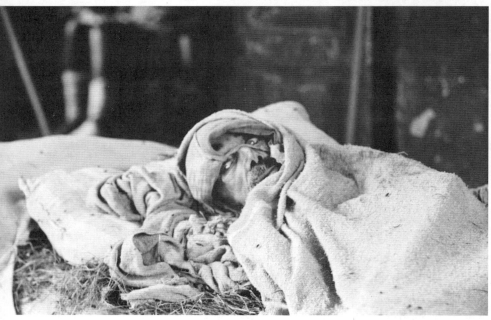

Uma das cenas que mais chocaram Luiz Alfredo ao entrar no Colônia foi a dos doentes cobertos de moscas. Ele teve a nítida impressão que os pacientes tinham sido deixados ali para morrer.

A primeira oportunidade de escrever em *O Cruzeiro* ocorreu justamente quando trabalhava no arquivo. Naquela época, a revista mantinha um acordo de permuta de material com veículos internacionais, como *Time*, *Look* e *Paris Match*. Além de traduzir matérias e reescrevê-las, o aspirante a jornalista preparava pequenos textos para preencher os espaços que ficavam em branco. Essa experiência, aliás, o encorajou a escrever seu primeiro e único conto infantil, publicado em *O Guri*, também do grupo Diários Associados, que tinha como diretor Fernando Sales, irmão de Herberto. Inspirado pela infância em Piedade, Luiz Alfredo preparou um conto sobre o gnomo malandro Restpeylauso, um herói brasileiro com nome estrangeiro. A incursão pela literatura infantil foi divertida, mas o que ele queria mesmo era entrar para o mundo dos adultos.

Apesar de tímido, o jovem tomou coragem para falar com Djalma Fortuna, seu chefe no arquivo. Queria fazer um vale para comprar uma máquina fotográfica.

— E para que você precisa de uma?
— Para ser repórter de *O Cruzeiro*, seu Djalma.

O maranhense riu.

— Ah, meu filho. Todo mundo quer isso — respondeu dando de ombros.

Luiz Alfredo não se deu por vencido. Assim que recebeu o salário, juntou suas economias e foi até a Mesbla, famosa cadeia de lojas de departamentos naquele tempo, onde comprou sua primeira Ikoflex, câmera semiprofissional, e um flash.

No início de 1958, com então vinte e quatro anos, o arquivista de *O Cruzeiro* começou a fazer frilas para o *Diário Carioca*, considerado uma das maiores escolas de jornalismo do país. Localizado na avenida Rio Branco, no centro do Rio, o jornal que lançou o primeiro manual de redação e inovou na apresentação da notícia tornou-

-se endereço de Luiz Alfredo no período noturno. Pouco tempo depois, foi surpreendido com um convite do jornal: realizar uma matéria na Ilha da Trindade, o sonho de qualquer foca (iniciante no jornalismo).

Empolgado, dirigiu-se no dia seguinte a José Amádio, o polêmico diretor de redação de *O Cruzeiro*, considerado um dos arquitetos do sucesso da revista.

— O que o senhor deseja? — perguntou o homem pitando um cigarro.

Luiz Alfredo estava trêmulo, não sabia por onde começar. Considerava uma ousadia pisar na sala do gaúcho de nariz afilado e jeito esnobe.

— Não sei se o senhor sabe, eu gosto muito de jornalismo. À noite, eu faço frila para o *Diário Carioca*...

— Estou sabendo — cortou Amádio, secamente.

O jornalista voltou a falar.

— Bom, eu falei com o sr. Fortuna e pedi a ele dispensa de vinte dias do trabalho, porque fui convidado para fazer uma matéria na Ilha da Trindade. Eu quero sua permissão para ir.

José Amádio ficou calado por alguns segundos que pareceram uma eternidade para Luiz Alfredo. Deu uma longa tragada na sua piteira e soprou a fumaça na direção do arquivista.

— Permissão negada.

Naquele momento, o sangue subiu à cabeça do repórter.

— Então, eu peço demissão.

— Sabe por que eu não permito que o senhor faça essa viagem?

— Não — respondeu Luiz Alfredo, já um tanto irritado.

— Porque, a partir de hoje, o senhor passa a fazer parte da equipe de reportagem da revista *O Cruzeiro*.

Carteira de trabalho de Luiz Alfredo e sua contratação na revista, em 1952, como auxiliar de arquivo.

Luiz Alfredo quase desmaiou.

— Vai até o Sebastião Cardoso e diz a ele para fazer a sua transferência de setor e o registro profissional no Ministério do Trabalho.

Era a glória. Admitido no mesmo dia em que pediu demissão, Luiz Alfredo passaria a integrar o famoso time de jornalistas da revista, liderado pelo controverso David Nasser. Finalmente estaria perto dos repórteres que admirava, entre eles Armando Nogueira, Luiz Carlos Barreto, Luciano Carneiro, João Martins, Álvares da Silva, Henri Ballot, José Medeiros, Flávio Dan, Carlos Castelo Branco, entre outros. Mais do que isso: trabalharia ao lado deles. A viagem à Ilha da Trindade ficou pequena diante do mundo que se abriu para o foca. Ao ingressar na equipe de reportagem de *O Cruzeiro*, Luiz Alfredo viu a sua própria vida mudar.

No dia 4 de maio de 1958, ele foi registrado como repórter fotográfico no Ministério do Trabalho. Menos de dois meses depois, participou da sua primeira grande cobertura nacional: a da lendária chegada ao país dos jogadores da Seleção Brasileira após a vitória na Copa do Mundo da Suécia, o primeiro dos cinco títulos mundiais do Brasil. Na partida, disputada em 29 de junho de 1958, Pelé, Vavá e Zagallo golearam por 5 a 2 a seleção da casa em Estocolmo, no estádio Rasunda. Alçados a heróis nacionais, os jogadores deveriam seguir direto para o Palácio do Catete, no Rio, que naquela ocasião era a sede do Poder Executivo. O então presidente da República, Juscelino Kubitschek, estava à espera dos ídolos da seleção, que contava ainda com o talento de Garrincha.

Na chegada à cidade carioca, em 3 de julho de 1958, a seleção desfilou em carro aberto do Corpo de Bombeiros, mas na avenida Brasil, ao longo do cais do porto, o cortejo foi desviado, por artimanha jornalística, para o endereço da revista, onde esposas e familiares dos jogadores já os esperavam. Luiz Alfredo foi responsável por reunir e levar as famílias de São Paulo ao Rio. O encontro aconteceu no salão nobre da revista. O coquetel organizado pela direção do periódico contou com a presença do compositor Pixinguinha, que tocou durante a festa. A ousada articulação rendeu imagens inéditas, confirmando o poder de *O Cruzeiro* e o prestígio de seus colaboradores.

Naquele mesmo ano, o repórter fotográfico realizou uma reportagem sobre as linhas do Correio Aéreo Nacional. Os aviões da Força Aérea Brasileira (FAB) eram os únicos meios de comunicação com comunidades isoladas, como as indígenas. A bordo dos velhos Douglas, aviões C-47 da Segunda Guerra Mundial, Luiz Alfredo registrou a catequização, por freiras, de índios do Xingu e do Araguaia, que viviam na Ilha do Bananal. De Catalina PBY-5, hidroavião batizado de Pata Choca pelos pilotos da FAB, ele sobrevoou a Amazônia. As linhas internacionais do Correio Aéreo na Colômbia, Venezuela, Bolívia, Paraguai, Peru e Chile estavam incluídas no pacote de viagens. Até hoje ele guarda sua primeira Rolleiflex 6X6, considerada por ele um troféu de guerra.

No início de 1959, a notícia da chegada ao Brasil do comandante do Exército Rebelde Cubano, Fidel Alejandro Castro Ruz, deixou a redação de *O Cruzeiro* alvoroçada. Responsável pela revolução que baniu do poder o ditador Fulgencio Batista, o líder cubano em ascensão, Fidel Castro, trinta e três anos, desembarcou no Rio de Janeiro em 6 de maio de 1959, sendo recebido pelo presidente Juscelino Kubitschek. Escalado para a pauta, Luiz Alfredo estava decidido a voltar para a redação com imagens exclusivas da visita. Havia acabado de completar um ano de registro profissional, e um furo como esse o alçaria ao patamar do primeiro time, formado por jornalistas cerca de dez anos mais velhos do que ele. Sabia que não seria fácil burlar a segurança para chegar perto do mítico comandante de 1,91 metro. Mas conseguiu. Na saída da União Nacional dos Estudantes (UNE) — na praia do Flamengo, 132 —, área conhecida como Calabouço, ele abordou uma integrante da comitiva. Alta, magra, de cabelos castanhos, aparentava ter cinquenta anos e se apresentava como secretária do líder.

— *Por Deus, per favor, soy da* Cruzeiro. *Me gustaría entrar en el coche del comandante* — arriscou Luiz Alfredo, com seu espanhol macarrônico.

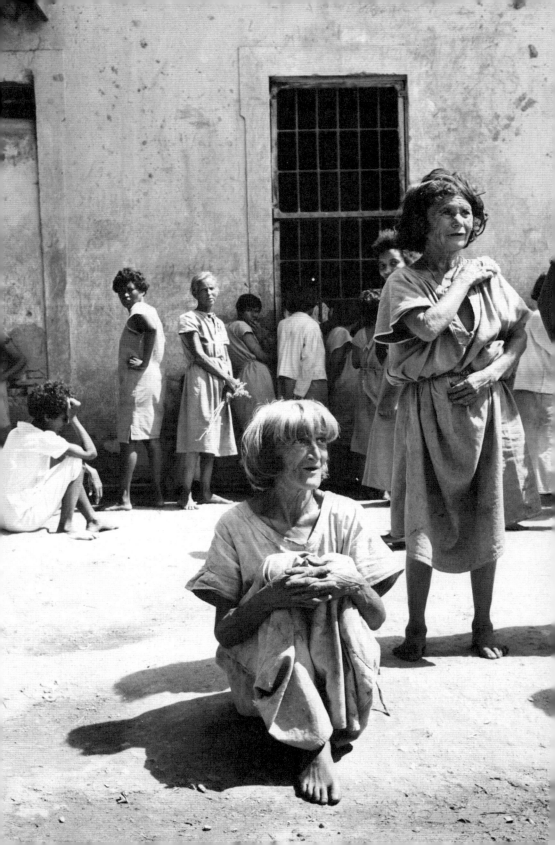

O fato é que a mulher armada e vestida de uniforme da mesma cor verde do macacão militar usado pelo primeiro-ministro de Cuba colocou o foca para dentro do carro oficial. Luiz Alfredo sentou-se no banco da frente, ao lado do motorista que levaria Fidel em direção ao Glória, para o hotel de mesmo nome. No meio do caminho, o repórter fotográfico pegou sua Leica M2 35mm e virou-se para trás, mirando o comandante.

Nesse momento, o segurança agarrou a lente da câmera.

— *Señor, usted no puede tomar imágenes.*

A reação da comitiva frustrou o jovem repórter. Tentou argumentar, mas não houve tempo. Nas proximidades do hotel, o segurança abriu a porta do carro e o convidou a descer.

— *Mas sou periodista do Brasil...*

Na calçada, coube a ele lamentar a chance perdida.

— Pelo menos, estive dentro do carro com Fidel Castro — repetia, em voz alta, tentando consolar a si mesmo. Hoje, aos oitenta e cinco anos, ele ri da experiência que ajudou a compor sua trajetória marcada por fatos memoráveis, como o registro da obra de Alberto da Veiga Guignard, um dos maiores pintores brasileiros do século XX.

Em março de 1962, Luiz Alfredo e o repórter José Franco — os dois sempre trabalhavam em dupla — receberam a missão de retratar a vida e a obra de Guignard. Durante uma semana, eles puderam acompanhar o artista pelas ruelas de Ouro Preto. Como Guignard era apaixonado pelas montanhas de Minas, ele escolheu a cidade histórica para viver. O encontro foi registrado na matéria "Guignard: quero viver e morrer em Ouro Preto", publicada na revista pouco tempo depois. Apesar de ser considerado um gênio, a doçura e a simplicidade do pintor de formação erudita levaram Luiz Alfredo a compará-lo ao jogador Garrincha.

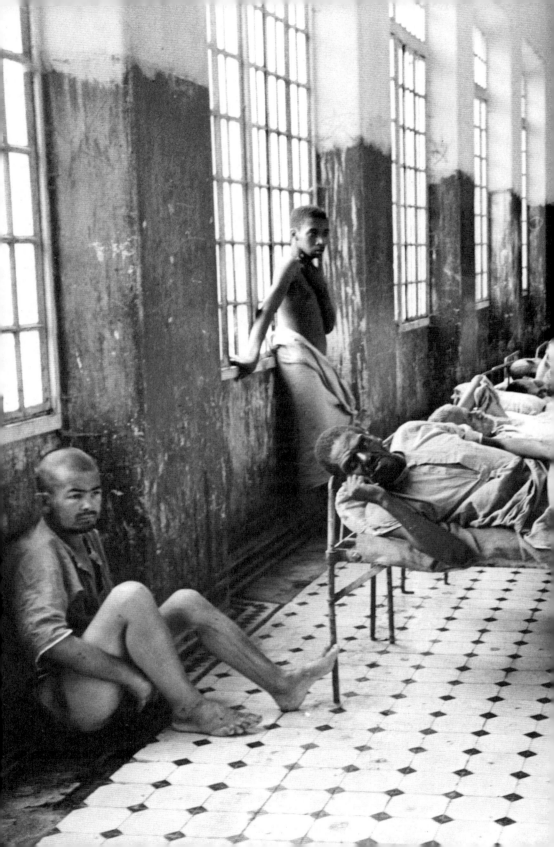

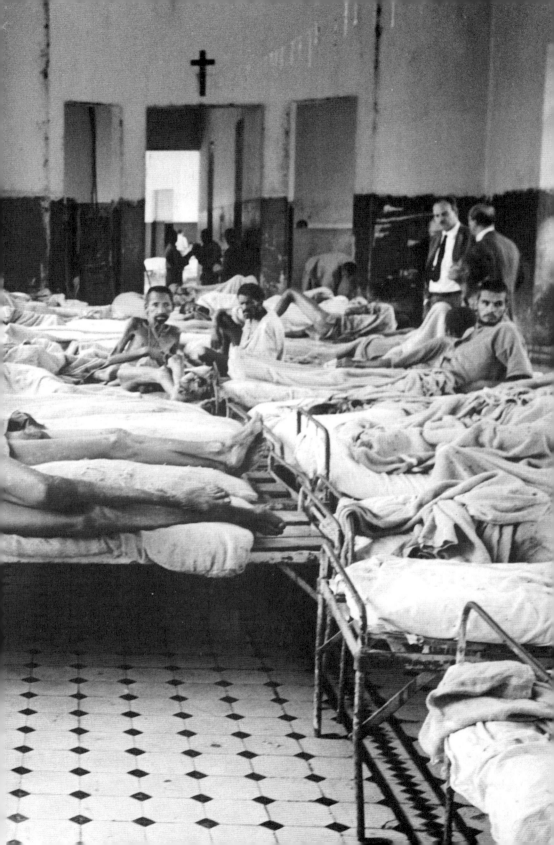

Numa das ruas de pedra da cidade, Guignard ficou paralisado diante da beleza de uma adolescente que havia chegado à janela barroca de um sobrado. Na sua imaginação, ele comparava todas as jovens bonitas à Marília de Dirceu, personagem criada pelo inconfidente mineiro Tomás Antônio Gonzaga. Guignard tinha descoberto mais uma.

— Vou cortejá-la — revelou o pintor, do alto de seus sessenta e quatro anos, aos jornalistas.

José Franco e Luiz Alfredo entreolharam-se.

Naquele momento da vida, o pintor era acompanhado por pessoas amigas, como o livreiro e colecionador de arte Samuel Koogan e sua esposa, Janete. Com a saúde fragilizada, Guignard precisava ser tutorado, porque já não respondia por seus atos com completa lucidez. Apesar da idade, o encantamento pela jovem demonstrava que a poesia na alma do artista ainda o guiava. Após o instante de encantamento, o pintor decidiu comprar um lenço branco, um carretel de linha e agulha. Daria vida a uma de suas últimas criações: um coração vermelho bordado no tecido. Quando terminou de alinhavar o lenço, ele quis entregar a ingênua homenagem para a moça. Os amigos tentaram, em vão, demovê-lo da ideia. E lá foi o velho pintor bater à porta do sobrado onde residia sua eleita. A esposa do livreiro foi ao seu lado, temendo a reação da família da menina. Após declarar suas intenções, o gênio esperava uma resposta. O pai da adolescente, no entanto, não entendeu que o momento exigia certo trato.

— Minha filha é muito jovem e não merece um velho — esbravejou.

Chocado com a brutalidade do homem, o pintor se retirou, ferido em seus sentimentos. Como nos romances, ele terminou a noite afogando as mágoas na varanda do Grande Hotel de Ouro Preto, na companhia dos dois jornalistas, de seus tutores e de uma garrafa de cerveja. O som do violão de Orlandino Seitas embalou a dor de cotovelo de Guignard.

Apenas três meses depois, Luiz Alfredo voltou a Ouro Preto para fotografar o funeral do pintor. Enquanto seguia o cortejo, o fotógrafo lembrou-se do episódio do lenço. Na despedida de Guignard, depositou uma flor no caixão e sussurrou em seu ouvido:

— Acho que aquela menina foi a última Marília dos seus sonhos, não é, meu confidente amigo?

Em 1996, o Museu Guignard, de Ouro Preto, adquiriu as imagens feitas pelo fotógrafo durante o privilegiado encontro. "Regendo o Lirismo", foto em que o artista aparece pintando a cidade histórica como um maestro em frente à sua orquestra, é a mais famosa do museu.

O inédito mergulho no Parcel de Manuel Luís, em 1972, o maior banco de corais da América do Sul, foi uma das grandes aventuras do jornalista. Não só pelo tempo de realização da reportagem, cuja apuração durou quarenta dias, mas também pelo tamanho do feito. Conhecido como o Triângulo das Bermudas brasileiro, o local, temido pelos navegantes, é um dos maiores cemitérios de embarcações do planeta, com cerca de 200 navios naufragados. Na matéria publicada em 17 de maio de 1972, o autor das imagens e do texto descreve o seu batismo nas águas transparentes do oceano Atlântico, a mais de cem quilômetros da costa do Maranhão. "A vida de um repórter é pontilhada de surpresas. Meu batismo de homem-peixe ocorreu justamente no Parcel de Manuel Luís, local-mito, monstro sagrado para os entendidos", escreveu. A matéria foi escolhida para ser a capa de *O Cruzeiro*, no entanto, para desespero de Luiz Alfredo, foi substituída, um dia antes de chegar às bancas, pelo beijo entre a *socialite* Beth Klabin e o ícone da música brega, Waldick Soriano.

Nesse momento da carreira, Luiz Alfredo trabalhava, havia treze anos, na sucursal aberta pela revista em Belo Horizonte. Com o repórter Fernando Brant, que compunha músicas para integrantes do movimento Clube da Esquina, registrou imagens da ferrovia que ligava Minas ao mar. A viagem de Teófilo Otoni (MG) a Caravelas (BA), feita pelo leito da antiga estrada de ferro Bahia-Minas, durou mais de uma semana, trabalho que inspirou a letra da canção "Ponta de Areia", que Brant fez em parceria com Milton Nascimento.

O fotógrafo também dividiu trabalhos com José Nicolau, que completou oitenta anos em 2012. Num período de grande produção na carreira, Luiz Alfredo cobriu a visita do ex-presidente JK a parentes, na capital mineira, em 1967, depois que o político, no exílio, obteve permissão das autoridades militares para a viagem. Desta vez, Luiz Alfredo, que seguia numa Vemaguete com Juscelino, conseguiu capturar o momento em que JK desceu do carro, na altura da praça Sete, ao encontro dos que cercavam o veículo. Apelidado pelo povo de Nonô, o ex-presidente foi carregado no colo pela multidão, correndo o risco de ser preso. Toda a emoção da cena foi flagrada por Luiz Alfredo em sua Pentax 500. Foi ao lado dela que voou por mais de trinta horas na velha Esquadrilha da Fumaça, em aviões North-American T-6, usados na Segunda Guerra Mundial.

Em 1968, ao lado do experiente fotógrafo Indalécio Wanderley, de quem Luiz Alfredo era fã, ele viajou para Miami e Nova York (EUA) depois de ser esco-

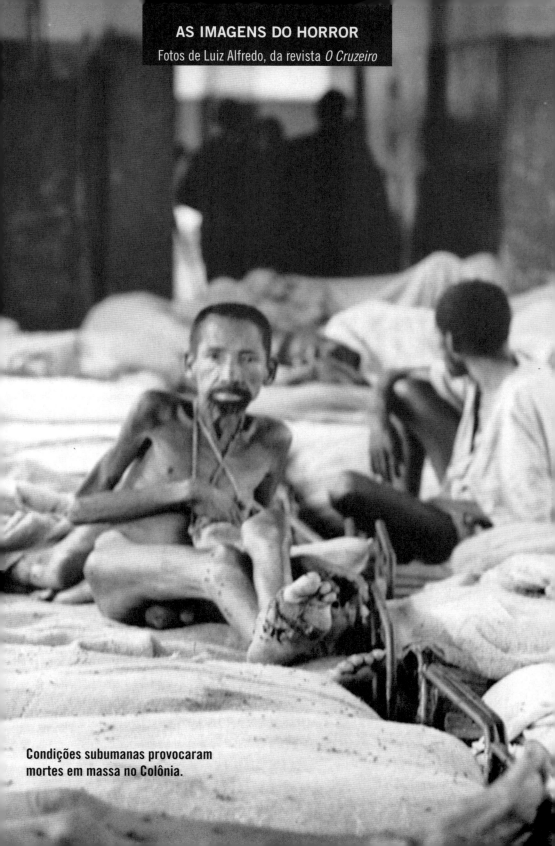

AS IMAGENS DO HORROR
Fotos de Luiz Alfredo, da revista *O Cruzeiro*

Condições subumanas provocaram mortes em massa no Colônia.

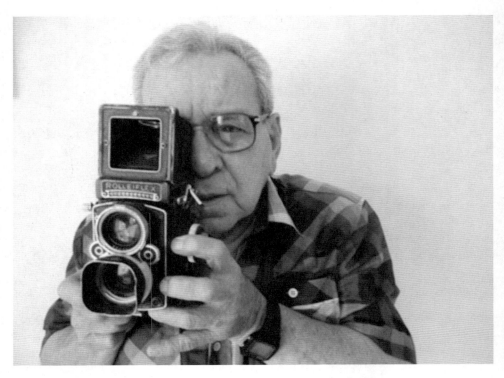

Luiz Alfredo, fotógrafo da revista *O Cruzeiro*, em registro mais recente.

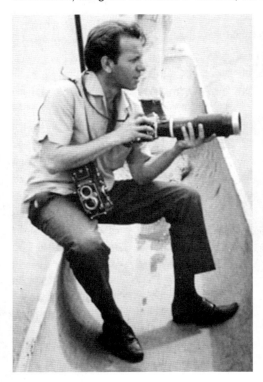

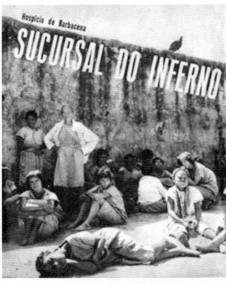

Ao lado, Luiz Alfredo em 1961, quando entrou no hospital para fazer o registro mais dramático de sua carreira. Na foto menor, um detalhe da reportagem publicada pela revista *O Cruzeiro* naquele ano.

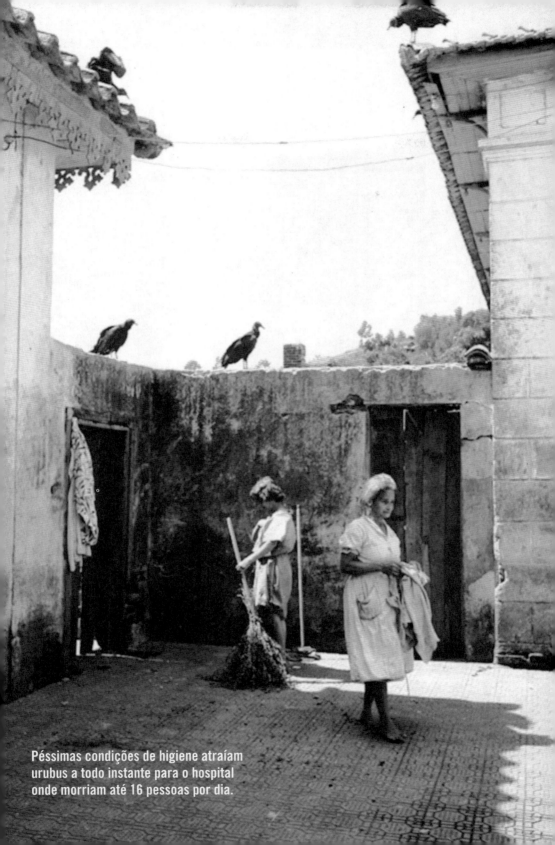

Péssimas condições de higiene atraíam urubus a todo instante para o hospital onde morriam até 16 pessoas por dia.

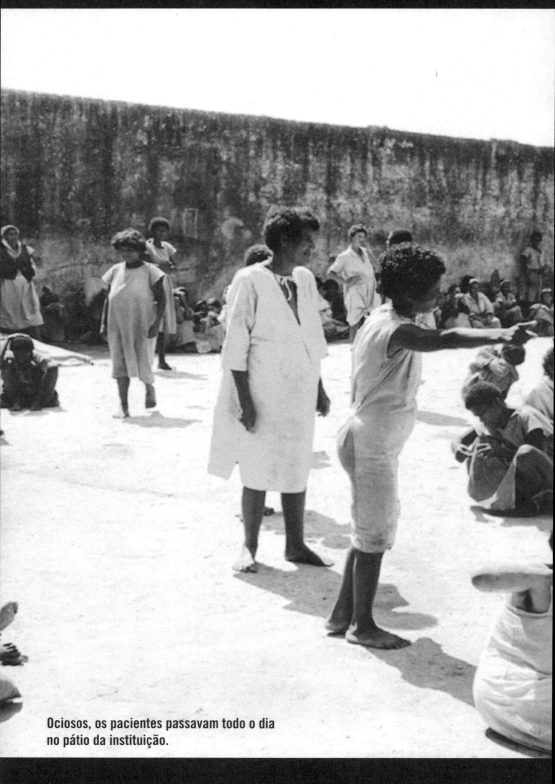

Ociosos, os pacientes passavam todo o dia no pátio da instituição.

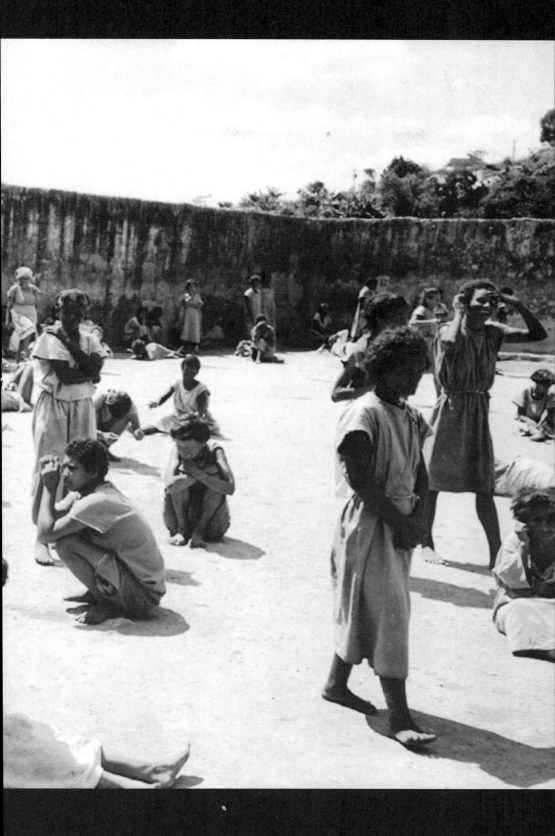

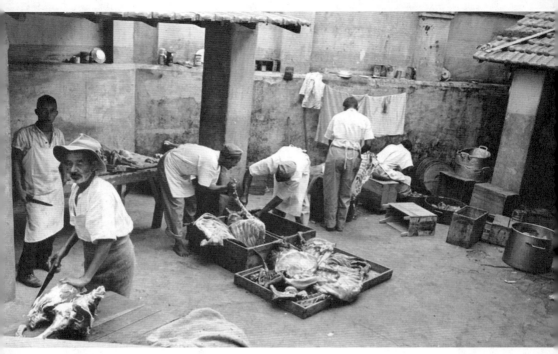

No dia da visita da equipe de *O Cruzeiro*, carnes eram cortadas no chão.

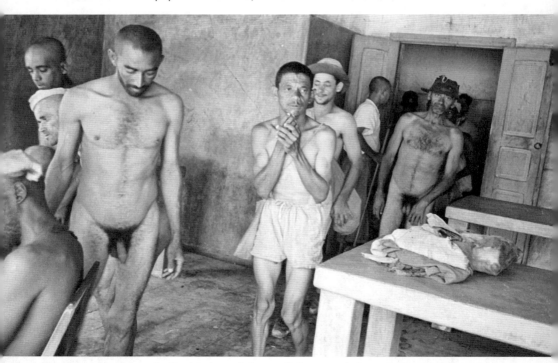

Despidos do mínimo de dignidade, os internos tinham o cabelo raspado, como era feito nos campos de concentração nazistas.

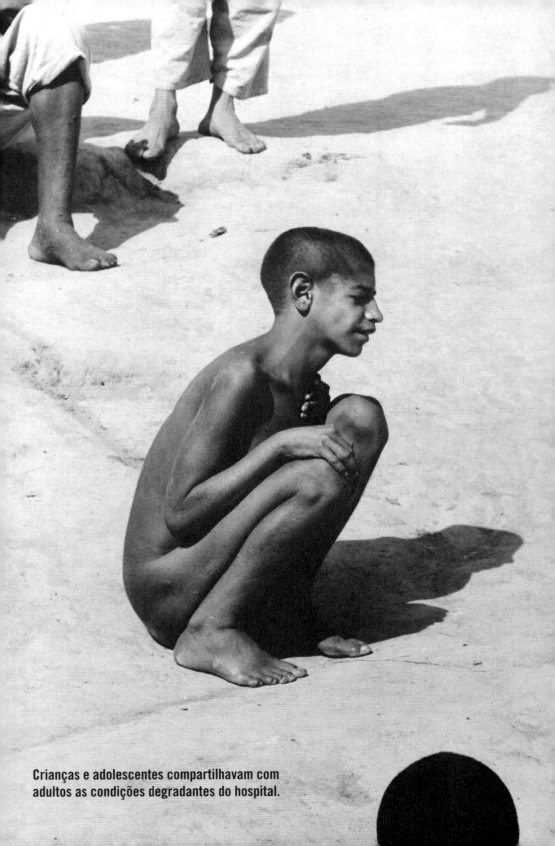

Crianças e adolescentes compartilhavam com adultos as condições degradantes do hospital.

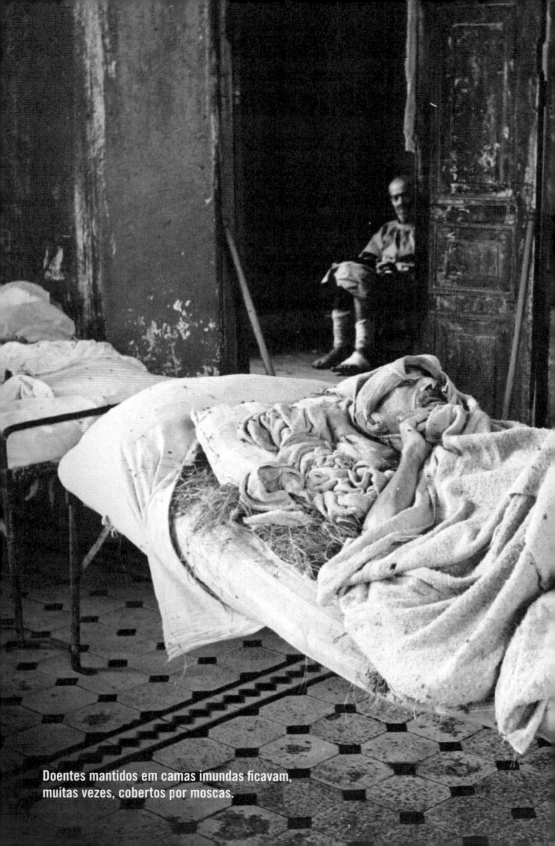

Doentes mantidos em camas imundas ficavam, muitas vezes, cobertos por moscas.

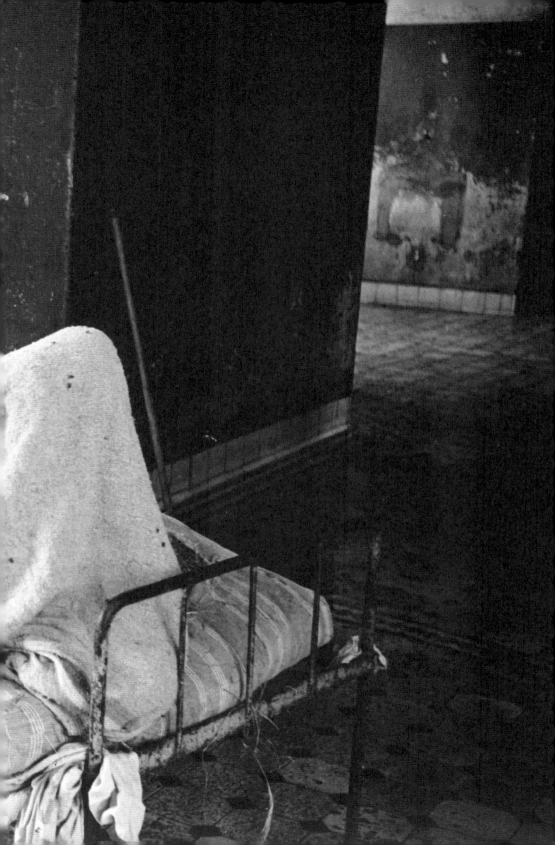

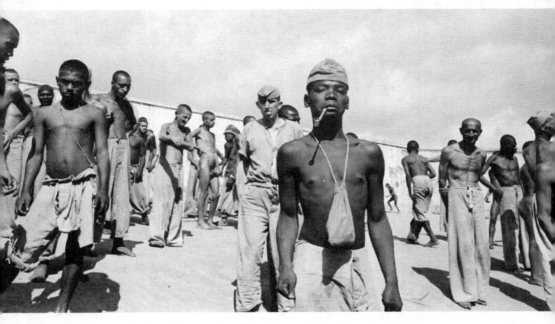
Milhares de homens se aglomeravam no pátio.

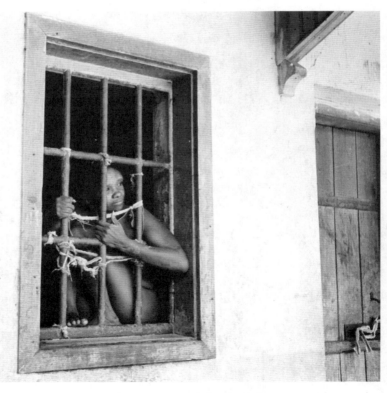
Trancadas em celas, mulheres eram mantidas nuas e dormiam no chão.

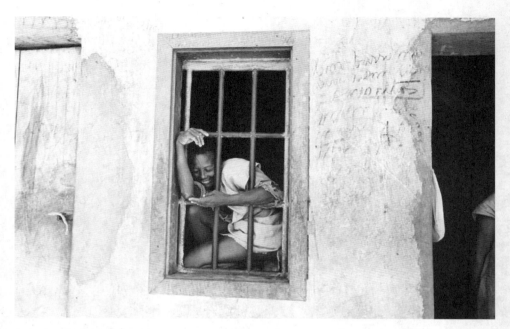

Uma das vítimas do Colônia.

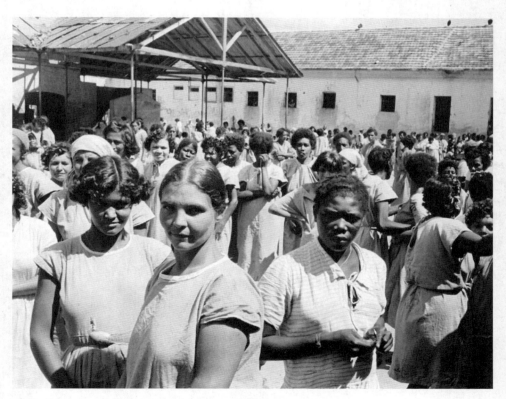

No pátio feminino, milhares de mulheres esquecidas.

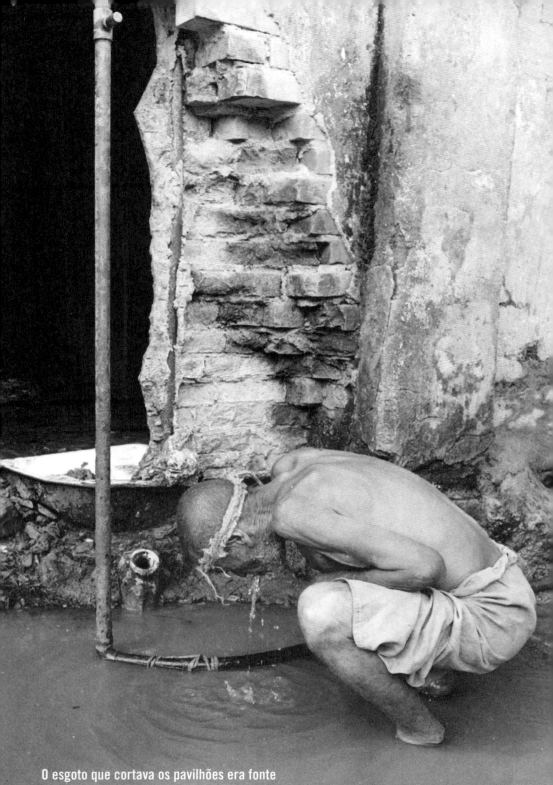

O esgoto que cortava os pavilhões era fonte de água de internos.

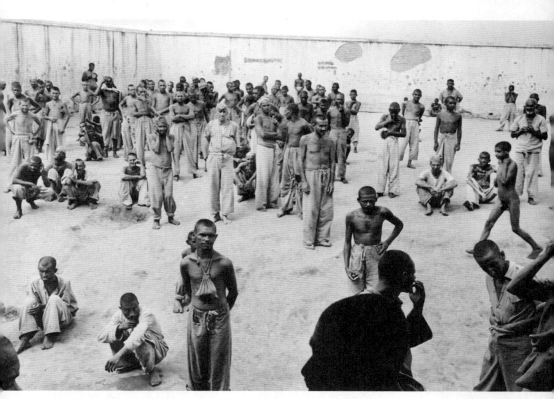

Cenas do Colônia lembram a dos campos de concentração nazistas.

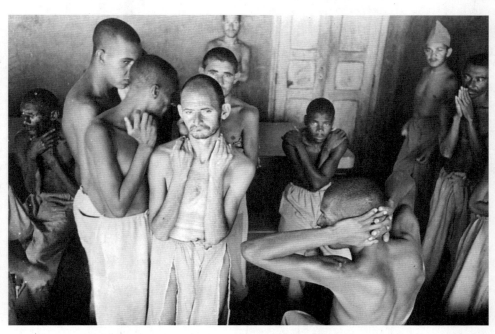

Internos vestiam trapos, mesmo com o frio intenso de Barbacena.

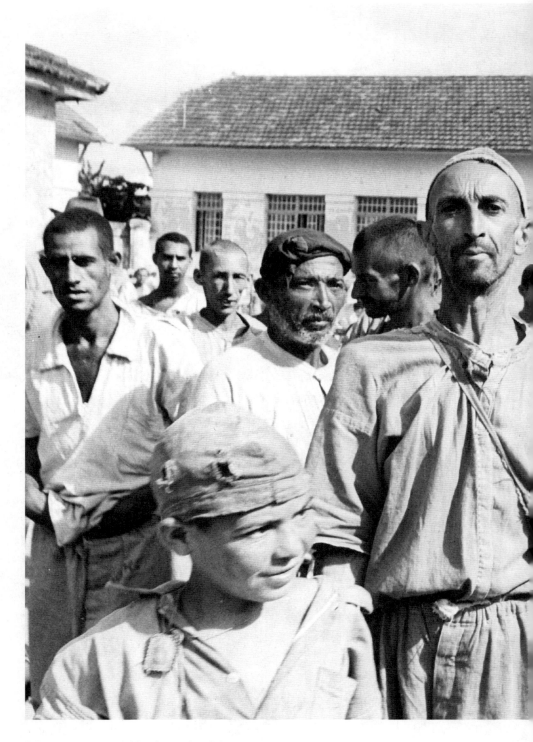
Crianças eram mantidas junto de adultos.

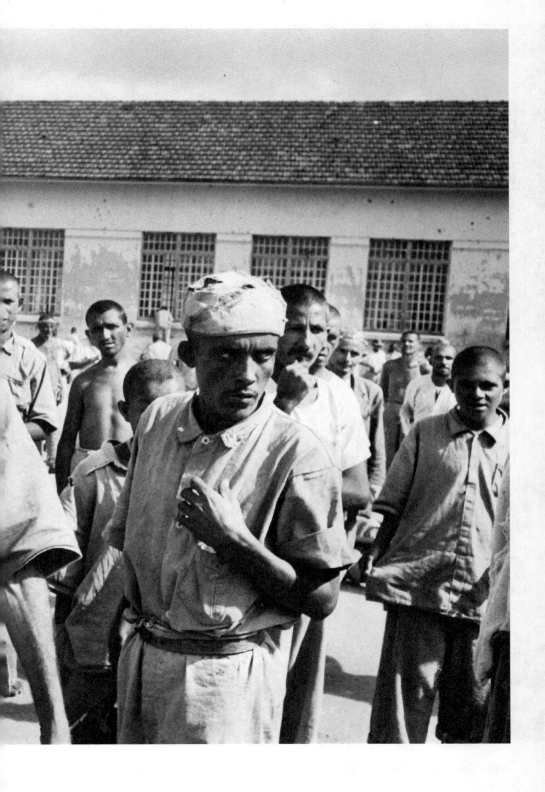

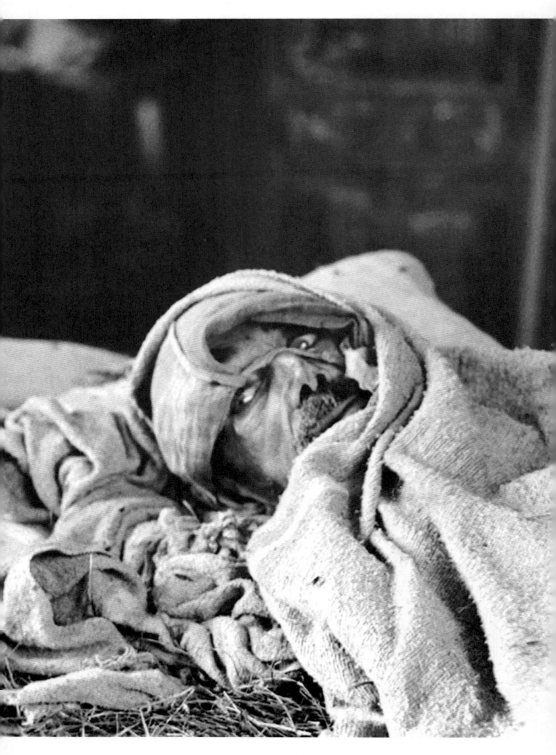
Os pavilhões eram o endereço do abandono.

lhido pela revista para fazer a cobertura do concurso Miss Universo. Naquele ano, a ganhadora do concurso, realizado em 13 de julho, foi a brasileira Martha Vasconcellos. As imagens da viagem renderam três capas de *O Cruzeiro*, uma delas datada de 27 de julho de 1968. As fotos, reveladas em solo americano, eram enviadas para o Brasil com a ajuda de comandantes da Varig, extinta companhia aérea brasileira que fazia rotas internacionais. Luiz Alfredo mal conseguia controlar a ansiedade até que as imagens chegassem sãs e salvas ao destino.

Apesar das dificuldades de se trabalhar em um tempo no qual câmeras digitais e internet seriam consideradas ficção científica, esse foi um jornalismo que deixou saudades para o fotógrafo. Tanto assim que Ana Maria de Paula Amorim, sessenta e oito anos, esposa de Luiz Alfredo e mãe de três filhos do fotógrafo, considera o marido viúvo da revista. O periódico entrou em decadência nos anos 1970, encerrando as atividades em julho de 1975.

Mesmo mergulhada em uma crise e com o atraso dos salários, a redação de *O Cruzeiro* continuou unida, à espera de uma saída capaz de evitar o fim. Por isso, quando o representante do departamento comercial entrou na redação com um maço de notas na mão, resultado do pagamento de um anúncio, todos se animaram. O dinheiro significava mais do que a chance de receber os atrasados. Os jornalistas acreditavam que a bolada era fruto de novos clientes, o que seria um fio de esperança.

Luiz Alfredo aproveitou o momento para fazer graça. Pegou o maço, amarrou num barbante e saiu puxando pela redação. A atitude do jornalista provocou um acesso de riso entre os colegas.

— Dinheiro, eu sempre andei atrás de você. Agora é você quem vai andar atrás de mim.

Tudo ia bem até que o fotógrafo resolveu lançar o barbante pela janela. Quando puxou de volta, as notas já estavam voando do sétimo andar do prédio da rua Goitacazes, no centro de Belo Horizonte. Desesperado, Luiz Alfredo gritava da janela:

— Gente, era só brincadeira. Não levem o dinheiro, porque ele não é meu.

Sem tempo para esperar o elevador, usou as escadas, na tentativa de recuperar a quantia. Mais de 20% sumiram.

Com o fechamento da revista, o fotógrafo aceitou o emprego de executivo na empresa de serviços submarinos que pertencia a Raimundo Silveira, o mesmo personagem da aventura realizada no Parcel de Manuel Luís. Mudou-se para Fortaleza com a esposa, Ana Maria, que ele conheceu numa campanha publicitária feita para *O Cruzeiro*, em 1966, transformando a modelo em sua eterna musa. Da união, nasceu Ana Cristina, em 1969; Luiz Alfredo, em 1971; e Leila, em 1978. Do primeiro casamento teve Carla Maria, nascida em 1959.

Com o único filho homem, o repórter fotográfico estabeleceu uma relação de cumplicidade que os tornava mais do que pai e filho. Eram, sobretudo, grandes amigos.

— Papai, esta é a segunda vez que quebro o braço — disse o filho, sorrindo, na maca do hospital de Fortaleza (CE), ao avistar Luiz Alfredo na entrada da emergência.

O médico não entendeu nada.

— Só falta uma fratura para que eu possa me igualar ao seu recorde — brincou o garoto, de cabelo castanho-claro liso e olhos castanhos.

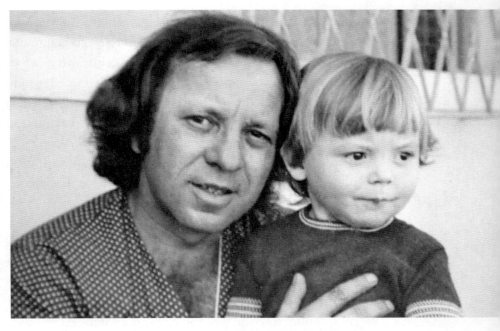

Luiz Alfredo Júnior, filho de Luiz Alfredo, que morreu afogado aos dezenove anos.

Luizinho, como era chamado, tinha apenas quatro anos quando Luiz Alfredo se transferiu de Belo Horizonte (MG) para o Ceará. Nos quinze anos seguintes, ele e as irmãs experimentaram a liberdade de crescer em uma cidade litorânea do Nordeste, cercada pelo azul do mar e pelo verde dos coqueiros. Em 1991, o fotógrafo foi surpreendido por uma tragédia familiar: a morte de Luiz Alfredo Júnior. O estudante da faculdade de veterinária morreu afogado, aos dezenove anos, na piscina do BNB Clube — em Fortaleza, do qual era atleta. Campeão cearense de natação, o rapaz praticava apneia, no momento em que perdeu os sentidos dentro d'água. A dor de enterrar o filho fez com que Luiz Alfredo e Aninha, como ele chama a esposa, ficassem ainda mais unidos. Até hoje, enganam a saudade. Para eles, é como se o filho estivesse ausente em função de uma longa viagem, devendo retornar algum dia.

Ao lado da esposa, o jornalista enfrentou novos tempos difíceis, como sua aposentadoria e a luta para sobreviver com dignidade. Hoje, o casal mora na praia de Charitas, em Niterói (RJ), numa casa construída no mesmo terreno da mãe centenária de Luiz Alfredo. A lucidez e imponência de Dona Didi (Aldina) levaram o filho a compará-la à rainha Elizabeth II, da Inglaterra. Ele a chama, carinhosamente, de rainha-mãe.

Luiz Alfredo, hoje com oitenta e cinco anos, só se rendeu à sua primeira máquina digital em 2011. Apaixonado pelos rolos de filme, ele guardou alguns negativos das mais de 500 matérias que ilustrou durante os vinte e dois anos em *O Cruzeiro*. As imagens do Colônia, feitas em 1961, estão entre as que permaneceram em sua companhia por mais de quatro décadas.

Em 2006, após uma das fotos feitas na unidade ter sido publicada numa revista de saúde que fazia uma reportagem sobre o Museu da Loucura, ele foi procurado pelo então diretor do hospital de Barbacena, Jairo Toledo. Apesar de ter recebido várias ofertas de colecionadores e bancos de imagens estrangeiros, o fotógrafo sempre quis que o material histórico ficasse no país e contribuísse para a memória da psiquiatria brasileira. Assim, vendeu o conjunto de fotos por preço simbólico, para a Fundação Municipal de Cultura de Barbacena. As imagens foram impressas no livro *Colônia*, publicado em 2008, pelo Governo de Minas, na gestão do secretário de saúde Marcus Pestana. Um ano depois, durante uma entrevista que fiz com o psiquiatra José Laerte, à época vereador em Juiz de Fora (MG), ele tirou o livro da gaveta.

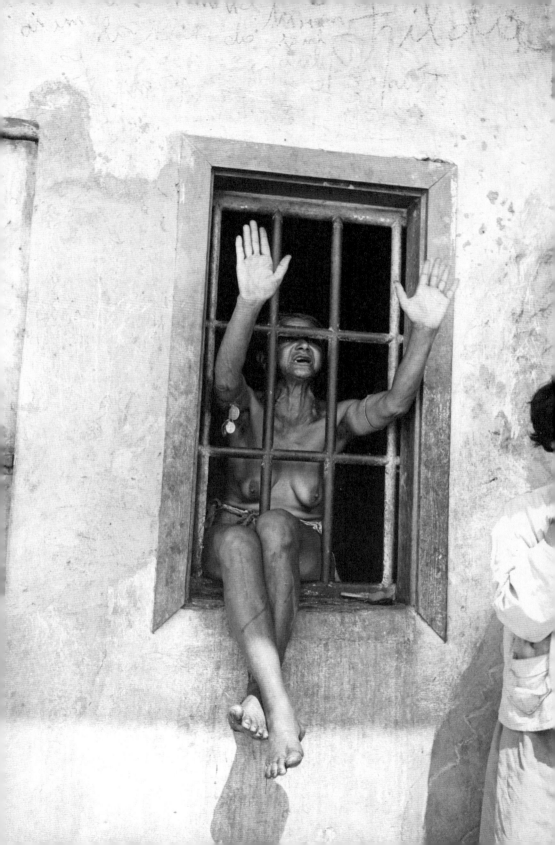

— Antes que eu me esqueça, você precisa ver isto.

Ao folhear a primeira página, levei um susto:

— Não acredito! — repeti, por diversas vezes, ainda no gabinete do vereador.

Bastou o contato com aquelas imagens para que a senha da indignação fosse acionada. Saí de lá com a certeza de que precisava ver de perto o que havia restado do pior capítulo da história da psiquiatria mineira. Senti-me na obrigação de contar às novas gerações que o Brasil também registrou um extermínio. Quantos personagens restavam vivos? O próprio Luiz Alfredo teria que idade? Em 2011, quando as fotos dele completaram meio século, minhas perguntas começaram a ser respondidas. O autor das fotos contava, então, com setenta e sete anos, e suas memórias deram o pontapé inicial à minha investigação. A tragédia provocada pelo Colônia começou a ser revelada pelo olhar dos sobreviventes e de suas principais testemunhas.

Toda história tem outra por trás dela. A do *Holocausto brasileiro* não foge a esta regra.

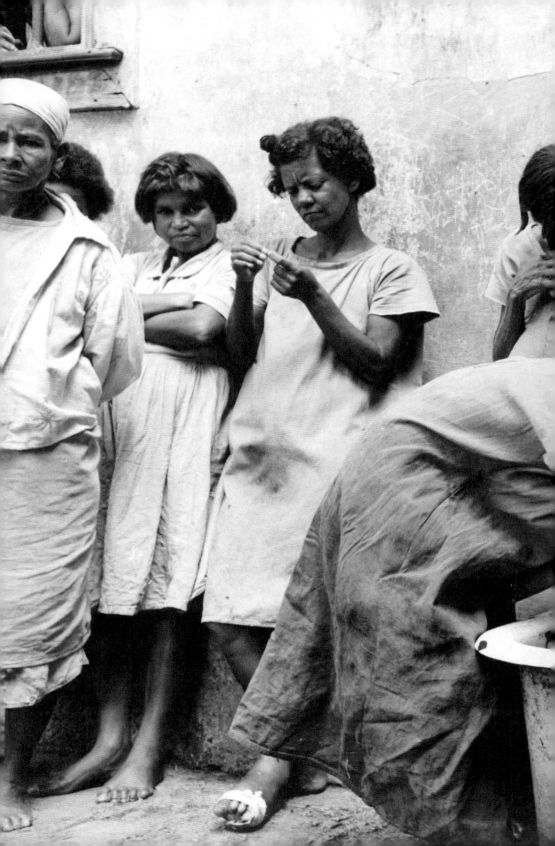

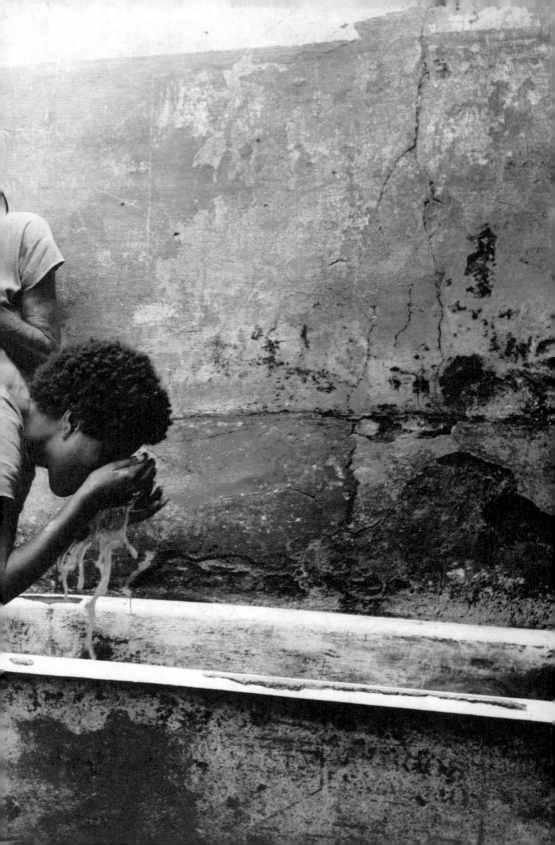

Turismo com Foucault

Em maio de 1973, o filho do médico Paul Foucault e de Anna Malapert desembarcou pela segunda vez no Brasil, para participar de um circuito de palestras. Aos quarenta e sete anos, o filósofo francês Michel Foucault já era considerado uma das maiores estrelas da intelectualidade francesa e ainda mais admirado pelos jovens brasileiros do que quando estreou em solo verde-amarelo, em 1965. Na primeira das cinco visitas feitas ao país, ele esteve na Faculdade de Filosofia, Letras e Ciências Humanas (FFLCH), da Universidade de São Paulo (USP), onde, dez anos depois, interrompeu seu curso por ocasião do assassinato do jornalista Vladimir Herzog, morto por agentes do DOI-CODI, em 25 de outubro de 1975, durante a ditadura militar, após uma sessão de tortura no bairro do Paraíso.

— Não ensino em países onde se torturam jornalistas nas prisões — declarou, ao interromper o calendário de palestras na capital paulista.

Dois anos antes do forjado episódio de suicídio de Vlado, como Herzog era conhecido, Foucault esteve no Rio de Janeiro, entre 21 e 25 de maio de 1973, para palestrar na PUC. Em seguida, viajou para Belo Horizonte, a fim de realizar conferências nos hospitais psiquiátricos mineiros. Impressionado com a realidade da loucura naquele Estado, ele deixou o parlatório onde ministrava sua palestra e sentou-se no chão junto com os estudantes, a fim de ouvir os relatos sobre a forma de tratamento nas casas destinadas aos loucos.

Foi durante essa breve viagem à capital mineira que o psiquiatra nascido em São João del-Rei Ronaldo Simões Coelho, à época com trinta e cinco anos, conheceu Foucault. Simões havia se formado na Universidade Federal de Minas Gerais em 1959. Desde a faculdade, era uma voz destoante entre os colegas de classe, pois questionava o modelo de psiquiatria de então. Sua vontade de humanizar a assistência ganhou ainda mais força depois do episódio de "sequestro" de oitenta e quatro pacientes psiquiátricos do Hospital Raul Soares, localizado em Belo Horizonte. O grupo foi enviado, nos anos 1970, para o Colônia, em Barbacena, sem que os médicos e as famílias soubessem o paradeiro dos pacientes. A partir daquele ano, o psiquiatra reforçou sua defesa em favor da desospitalização. Argumentava que a maioria dos pacientes poderia ser tratada em serviços extramuros. Além de maior eficácia na assistência, a medida evitaria a segregação.

Supervisor de Psiquiatria do Inamps em 1972, Ronaldo decidiu fazer uma visita ao Hospital Galba Veloso, na capital mineira. Estava ao lado de um profissional da instituição quando um dos enfermeiros abordou o médico que o acompanhava.

— Doutor, chegou um 600.2.

— Como? — perguntou o homem, visivelmente desconcertado, em razão da presença de Simões.

— É marido e mulher, doutor. Os dois foram diagnosticados com histeria. Se multiplicarmos 300.1 vezes dois, dá 600.2 — explicou o enfermeiro, dando uma gargalhada.

O deboche do funcionário em relação ao transtorno de personalidade dos novos pacientes, problema diagnosticado dentro da Classificação Internacional de Doenças (CID-10), deixou Simões enfurecido.

— Realmente, o louco não merece nenhuma consideração. Veja este pátio cimentado. Não há sequer uma árvore ou sombra. Os pacientes não precisam de nada, afinal, no conceito de vocês, eles não são gente.

A resposta do psiquiatra fez o enfermeiro emudecer. Episódios como esse foram tornando Simões respeitado no meio médico. Em 1973, ele desfrutava de prestígio na imprensa, embora fosse combatido entre seus pares por suas ideias revolucionárias. Chefe do serviço de saúde mental no Estado, coube a ele ciceronear Foucault durante a estada do filósofo em Minas Gerais. Fã do autor de *A história da loucura*, livro lançado pelo filósofo em 1961, Simões esteve ao lado do visitante em todas as suas palestras em Belo Horizonte, inclusive na realizada na Casa de Saúde Santa Clara. Além de Simões, Halley Bessa, um dos grandes defensores da humanização na psiquiatria brasileira, e Emilio Grinbaum, pioneiro da medicina psicossomática, estavam na plateia.

— O Brasil é um dos poucos lugares do mundo onde eu encontrei, entre os estudantes, tanta seriedade e tanta paixão. O que me encanta mais do que tudo é a avidez absoluta de saber — confidenciou Foucault a Simões, repetindo o que havia declarado, anos antes, para a imprensa da Tunísia.

Durante a palestra, Simões rabiscou num papel pardo a caricatura do filósofo que se considerava bastante louco para estudar a razão e ainda mais sensato para pesquisar a loucura. Foucault gostou da homenagem, autografando o desenho. Como se quisesse deixar aquele momento gravado no tempo, o médico pediu que alguns presentes assinassem também, como testemunhas. Assim, no papel aparece o nome de Leila Dias, médica radicada na França, e de Lúcia Maria de Ferrara Barbosa.

A capacidade de Foucault de transitar pelas diversas áreas do conhecimento impressionou Simões. Além do brilhantismo, o francês representava mais do que uma companhia agradável. Ele era acessível. Por isso, ao final do ciclo de palestras, o psiquiatra teve a ideia de convidar o filósofo para conhecer as cidades históricas mineiras. Convite aceito, Foucault e Daniel Defert, seu companheiro por mais de vinte anos, acompanharam, na viagem de cinco dias, Simões e o professor da Faculdade de Filosofia e Ciências Humanas da UFMG Célio Garcia — um dos que atuaram como tradutor do filósofo. Eles embarcaram para Congonhas na caminhonete rural branca disponibilizada pela Secretaria de Saúde do Estado, veículo considerado a versão familiar do Jeep. Depois, seguiram para Tiradentes, São João del-Rei, Mariana e Ouro Preto. Na bagagem, Célio levou um odre, uma espécie de cantil feito de pele animal que existe desde os tempos do Cristianismo. No século IV, o recipiente era usado para carregar bebida produzida pela fermentação da uva. Mas, na viagem do filósofo pelas Gerais, havia cachaça, e das boas, no lugar do vinho: *boisson typique du Brésil*.

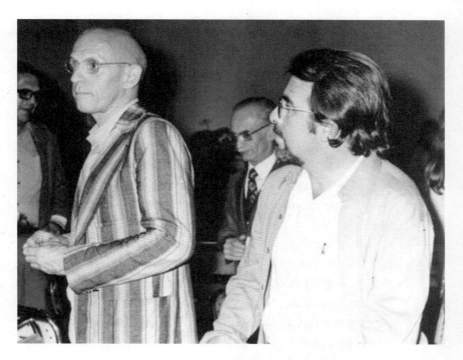

Ronaldo Simões Coelho ciceroneando Michel Foucault em 1973

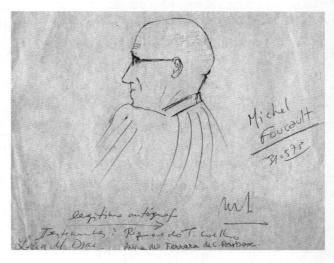

Caricatura de Foucault feita por Ronaldo Simões.
Imagem autografada pelo filósofo.

No quarto dia de turismo com Foucault, Simões levou o escritor para visitar o Museu Arquidiocesano de Arte Sacra de Mariana, edifício em estilo rococó localizado na rua Frei Durão. Erguido no final do século XVIII, o museu é a expressão mais original do barroco mineiro, guardando importante acervo religioso. Diante das imagens com braços cortados, o professor francês perguntou:

— Como vocês interpretam essas imagens?

Simões apressou-se em responder:

— É que, nas regiões mineradoras brasileiras, o ouro era contrabandeado dentro de figuras religiosas. Essa também era uma forma de burlar o Fisco.

— Na Europa, elas têm outro significado — respondeu Foucault. — Representam o castigo imposto aos santos pelas pessoas que faziam promessas. Como não alcançavam o que desejavam, elas se vingavam dos santos arrancando pedaços.

A partir desse instante, Foucault começou a dar uma aula sobre a história da promessa.

O encontro com o filósofo terminou no dia 5 de junho de 1973, na mesa de um restaurante da histórica cidade de Ouro Preto, declarada, anos mais tarde, Patrimônio Histórico e Cultural da Humanidade pela Organização das Nações Unidas para a Educação, a Ciência e a Cultura. A despedida de Foucault foi regada a cachaça, torresmo, feijão-tropeiro e lombo, bem ao gosto do francês, que se revelou um bom prato. Em solo mineiro, o pensador deixou sua marca ao disseminar suas ideias.

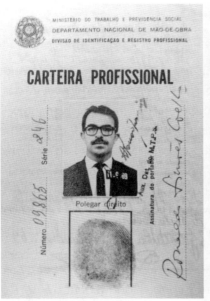
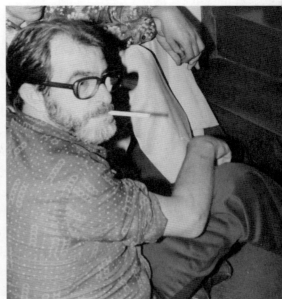
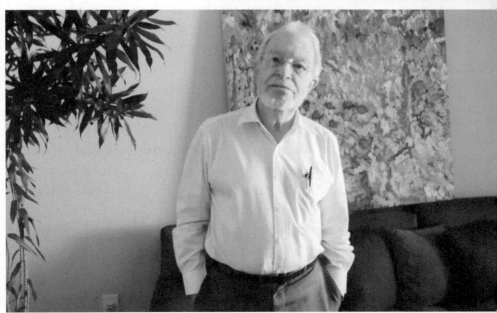

Ronaldo Simões Coelho, um dos primeiros médicos a denunciar o Colônia.
Acima, à direita, foto dele em 1970. À esquerda, sua carteira de trabalho,
na década de 1970. Logo abaixo, foto mais recente.

* * *

A influência foucaultiana fortaleceu ainda mais o desejo do psiquiatra Ronaldo Simões de subverter a ordem das coisas. Um ano antes do encontro, Simões já havia apresentado um projeto visando à extinção do Colônia e à transformação do hospital em campus avançado da Universidade Federal de Minas Gerais (UFMG) e da Universidade Federal de Juiz de Fora (UFJF), ambas compradoras de cadáveres produzidos por Barbacena. Aliás, o médico nunca escondeu o horror que sentia daquele lugar. Mas foi no final da década de 1970 que o chefe do Serviço Psiquiátrico da Fundação Hospitalar do Estado de Minas Gerais (Fhemig) realizou o gesto mais ousado: denunciar, no III Congresso Mineiro de Psiquiatria, as atrocidades cometidas no Colônia.

— Lá, existe um psiquiatra para 400 doentes. Os alimentos são jogados em cochos, e os doidos avançam para comer. O que acontece no Colônia é a desumanidade, a crueldade planejada. No hospício, tira-se o caráter humano de uma pessoa, e ela deixa de ser gente. É permitido andar nu e comer bosta, mas é proibido o protesto qualquer que seja a sua forma. Seria de desejar que o Hospital Colônia morresse de velhice. Nascido por lei, em 16 de agosto de 1900, morreria sem glórias. E, parafraseando Dante, poderia ser escrito sobre o seu túmulo: quem aqui entrou perdeu toda a esperança.

As declarações tiveram o efeito de uma bomba no meio médico. Por causa delas, ele perdeu o emprego na Fhemig. A demissão de Simões foi o primeiro ato de perseguição aos que romperam a cultura do silêncio. Mas as estruturas do atual modelo já não se sustentavam mais. Começaram a ruir.

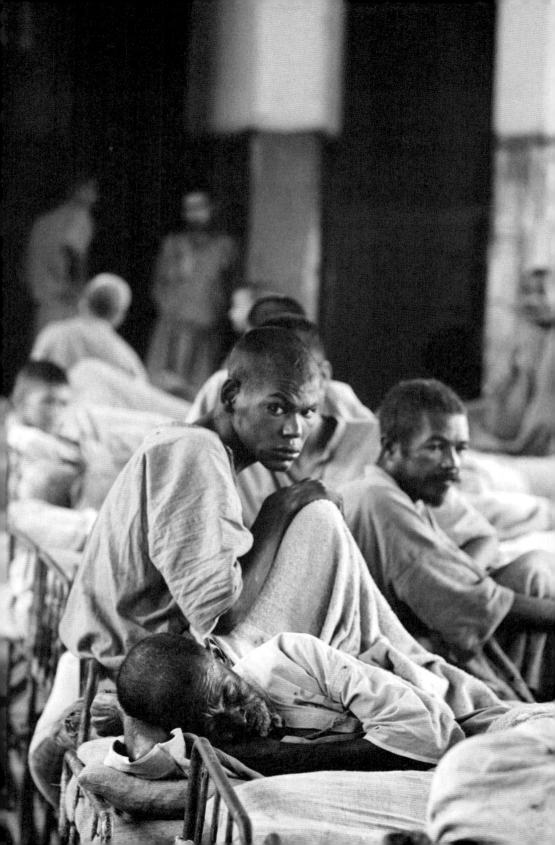

Apesar de Minas ter produzido a maior tragédia da loucura no país, por meio do Hospital Colônia, o Estado acolheu as primeiras manifestações em favor da reforma psiquiátrica. Assim como na Inconfidência Mineira, importante movimento social da história do Brasil, ocorrido em 1789, a luta pela mudança de paradigma na saúde mental, deflagrada oficialmente em 1979, contou com a ajuda de insurgentes, dentre eles Simões.

Francisco Paes Barreto, setenta e seis anos, também se rebelou contra a desumanidade de Barbacena. O atual membro da Associação de Psiquiatria Brasileira tinha apenas vinte e dois anos quando teve o primeiro contato com o Colônia. No último ano da faculdade de medicina da UFMG, em 1965, ele foi convidado pelo psiquiatra Jorge Paprocki, um dos maiores pesquisadores de psicofármacos do Brasil, para testar um novo antipsicótico injetável de ação prolongada: o Anatensol Depot. Indicado para tratar distúrbios psicóticos, como a esquizofrenia crônica, o medicamento havia acabado de ser sintetizado pelo laboratório Bristol-Myers Squibb e ainda estava em fase experimental. A pesquisa era uma exigência do Ministério da Saúde e deveria ter duração de pelo menos seis meses. O estudante teria como missão fazer os ensaios clínicos com os pacientes. O Colônia tinha o perfil ideal: milhares de pacientes cronificados com internação permanente.

Barreto já tinha ouvido falar do hospital, mas não estava preparado para testemunhar a banalização da violência. Naquele momento, havia dois psiquiatras para atender a um exército formado por milhares de pacientes.

No primeiro dia de testes, ele chegou ao Colônia na hora do almoço.

— Ué! Vocês criam porcos aqui?

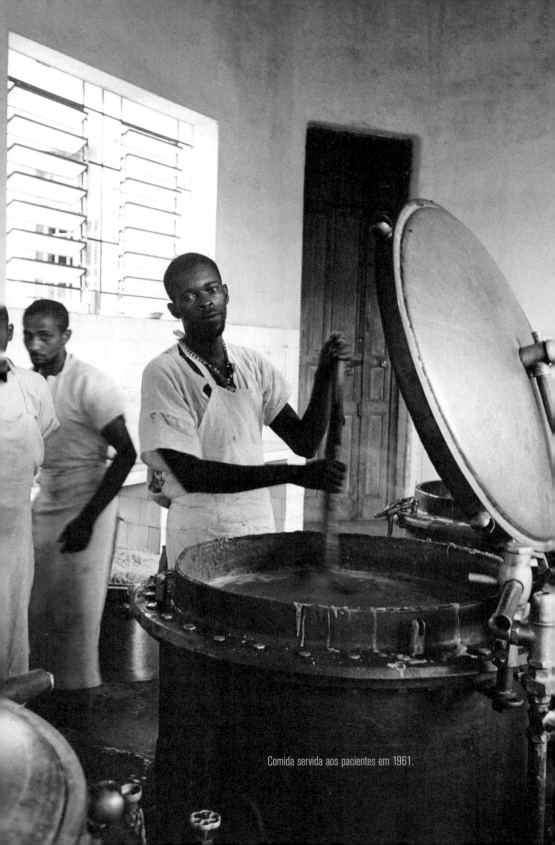

Comida servida aos pacientes em 1961.

— Não. Isso aqui é a comida dos pacientes — respondeu o cozinheiro, balançando a cabeça.

O aspecto repugnante da refeição deixou o estudante com náuseas. Ele passou o dia sem comer, tentando cumprir a rotina para a qual foi designado. Horas depois, deixou um dos pavilhões à procura de local onde não pudesse ser visto.

— Isto não pode ser abrigo, nem asilo, muito menos um hospital — repetia para si mesmo. — Este lugar é a antecâmara da morte.

Sozinho, num canto do pátio, ele chorou. Indignado, não podia suportar a ideia de permanecer naquele local nos próximos 180 dias.

Um ano depois, em 1966, o jovem médico fez a sua primeira denúncia pública contra Barbacena. Em 1972, nova tentativa. Escreveu o artigo "Críticas do hospital psiquiátrico" para apresentar no Congresso Brasileiro de Psiquiatria. O peso das suas críticas contra os hospitais psiquiátricos mineiros, no entanto, só foi sentido em 1979, quando o Conselho Regional de Medicina instaurou uma sindicância contra ele, sob acusação de ter infringido a ética médica após o artigo ter sido publicado, na íntegra, pela grande imprensa. Apesar das retaliações, Barreto sabia que era necessário fazer alguma coisa.

— A tolerância mórbida dos psiquiatras se estendeu ao meio médico, em cujas faculdades os cursos de anatomia são abastecidos por generosa quota de cadáveres provenientes de Barbacena. Os hospitais de crônicos da rede pública são "instituições finais", numa alusão à "solução final" do nazismo. A realidade brutal de nossos hospitais psiquiátricos, enquanto permanecer restrita aos meios profissionais, mostra-se inteiramente inócua, pois há uma acomodação, na qual todo aquele horror se torna banal.

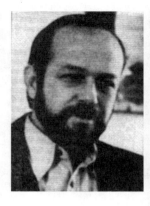
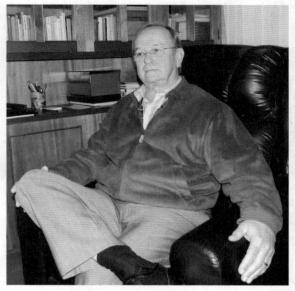

Francisco Paes Barreto, psiquiatra que denunciou o Colônia e respondeu, por isso, a processo no CRM. Foto dele na época e outra mais recente.

A contundência das alegações do psiquiatra incomodou, ainda mais, o conselho da classe. Mas, quando a realidade do Colônia ganhou as páginas dos jornais mineiros, a sindicância aberta contra ele foi arquivada por unanimidade.

Naquele mesmo ano, a vinda ao Brasil do psiquiatra italiano Franco Basaglia, pioneiro na luta antimanicomial, garantiu visibilidade mundial ao tema da loucura e à forma como ela vinha sendo tratada em Minas Gerais. O médico inspirou, em 1973, a criação da Lei 180, em vigência até hoje na Itália. A norma que leva seu nome estabeleceu a abolição dos hospitais psiquiátricos.

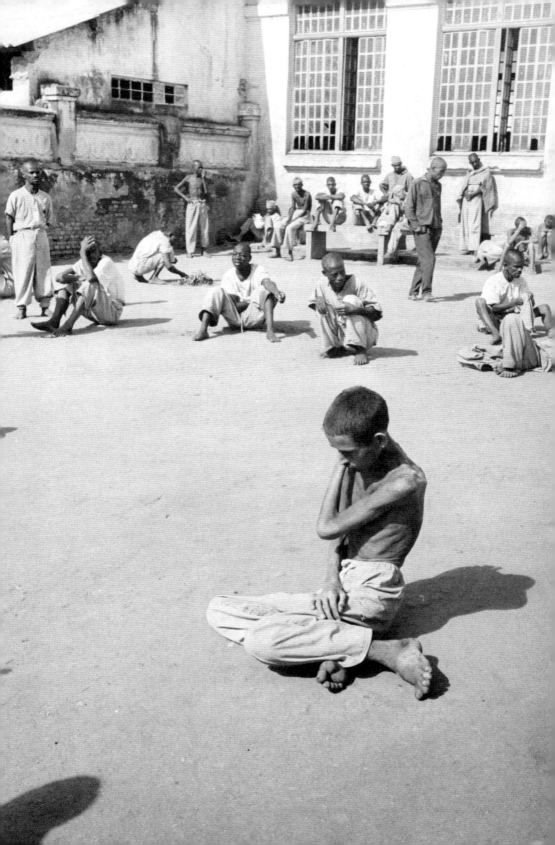

Em julho de 1979, o italiano, então com cinquenta e cinco anos, desembarcou no país para uma série de visitas aos hospícios brasileiros. Ao tomar conhecimento da vinda de Basaglia, o psiquiatra mineiro Antônio Soares Simone, vinte e oito anos à época, convidou o colega para visitar Minas, a fim de apresentar a ele as instituições psiquiátricas públicas: Instituto Raul Soares, Hospital Galba Veloso, ambos na capital, e o Hospital Colônia em Barbacena. Professor da residência de psiquiatria do Instituto Raul Soares, Simone conhecia a realidade do Colônia desde o período em que era acadêmico.

— Não entendo como a classe médica mantém silêncio sobre o extermínio desses pacientes. Não procuram saber onde são fabricados os cadáveres que alimentavam as salas de anatomia das faculdades — disse Simone ao diretor do Serviço Hospitalar de Trieste.

Foi o próprio Simone quem levou Basaglia, de carro, a Barbacena. De temperamento expansivo, o italiano passou a viagem de volta a Belo Horizonte em silêncio. Quando chegaram, seguiram direto para a Associação Médica Mineira, onde o estrangeiro ministraria um curso de psiquiatria social. Ao final da conferência, ele fez um pedido ao brasileiro.

— Simone, eu quero que você acione a imprensa.

O prestígio de Basaglia atraiu toda a mídia para o endereço da conferência na avenida João Pinheiro, a cem metros do Palácio da Praça da Liberdade.

— Estive hoje num campo de concentração nazista. Em lugar nenhum do mundo presenciei uma tragédia como esta.

As declarações do psiquiatra repercutiram dentro e fora do país. Até o *New York Times* se interessou pela tragédia da loucura mineira. Simone, no entanto, foi processado pelos hospitais psiquiátricos, e a cassação de seu diploma chegou a ser cogitada pelo Conselho Regional de Medicina (CRM). Trinta e dois anos depois do episódio, ele diz ter cumprido a sua função médica.

— O fato de as denúncias terem colocado fim à fábrica de cadáveres e ao grande sofrimento humano vivido em Barbacena me satisfaz. Apesar de toda a perseguição que sofri, cumpri o meu papel.

O psiquiatra Paulo Henrique Resende Alves, setenta anos, confirma que Basaglia foi o grande inspirador do movimento antimanicomial do país. Após a passagem do italiano pelo Brasil, a Associação Mineira de Saúde Mental, fundada por Ronaldo Simões Coelho e aberta para quem se interessasse pelo tema, ganhou força, abrindo as portas para os militantes "basaglianos". O próprio Paulo Henrique tornou-se um militante dessa luta. Em 1981, foi eleito presidente da Associação Mineira de Psiquiatria. Durante os anos em que trabalhou como professor de psiquiatria social da UFMG, transmitiu os conceitos de humanização para seus alunos.

Pressionada, a Fundação Hospitalar do Estado de Minas Gerais (Fhemig), que passou a gerir a totalidade dos hospitais públicos do estado, em 1977, período em que as antigas fundações de assistência de saúde do estado se fundiram, aprovou, em 1980, o Projeto de Reestruturação da Assistência Psiquiátrica, que acolhia as teses do III Congresso Mineiro de Psiquiatria. As mudanças foram sentidas no Instituto Raul Soares e posteriormente se estenderam ao Hospital Galba Veloso, Centro Psicopedagógico (ex-Hospital de Neuropsiquiatria Infantil) e Centro Hospitalar Psiquiátrico de Barbacena (ex-Hospital Colônia de Barbacena). Os porões da loucura, finalmente, começaram a ser abertos.

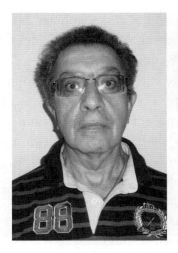
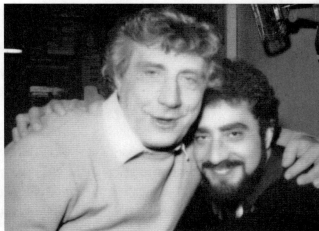

Antônio Soares Simone, psiquiatra que em 1979 levou o italiano Franco Basaglia até Barbacena para conhecer o Colônia. À direita, ele com Basaglia, em 1979 e, à esquerda, foto mais recente.

Se Franco Basaglia foi decisivo para a implantação do movimento da reforma psiquiátrica mineira, o jornalista Hiram Firmino, sessenta e sete anos, foi o grande porta-voz dos pacientes de Barbacena. Ele é o autor da série de reportagens "Os porões da loucura", publicada em 1979 no jornal *Estado de Minas*, onde trabalhou por mais de vinte anos. Com trinta anos à época, conseguiu entrar no subterrâneo da loucura, após quase duas décadas de esquecimento da imprensa. Naquele momento, fazia dezoito anos que as denúncias da revista *O Cruzeiro*, feitas pelo fotógrafo Luiz Alfredo e pelo repórter José Franco, tinham sido publicadas. De 1961 a 1979, nenhum outro jornalista havia conseguido transpor os muros do Colônia. Com o país na ditadura militar, desde 1964, e a edição do Ato Institucional número 5 (AI-5), dois anos depois, o hospital estava blindado. Hiram não só conseguiu entrar no Colônia, mas também despertar na sociedade a necessidade de mobilização.

O interesse pelo tema surgiu antes da entrada do jornalista no hospital de Barbacena. Dois anos antes, ele abrigou em sua casa, com o apoio da esposa, uma mulher conhecida como "a louca de Inhapim". A história da professora primária de trinta e sete anos que buscava cura para a sua esquizofrenia tocou Hiram, que em 1978 acabou fazendo com ela uma via-crúcis, à procura de tratamento. Frequentou ao lado dela os divãs mais badalados de Minas e de São Paulo, mas os tratamentos foram inócuos. O primeiro especialista a se ocupar da esquizofrenia de Tânia abandonou o caso. O segundo drogou-a tanto que ela foi transformada em um zumbi. Os dois médicos seguintes a trancaram numa cela, onde ela foi dopada por vários dias. Tânia saiu de lá parecendo bicho. O penúltimo devolveu a mulher cadavérica. O último, além das medicações, usou de sessões de eletrochoque visando alcançar a sanidade.

— Não adianta, Hiram. Estou muito cansada. Sinto-me igual a uma rosa. A cada lugar que vou, tiram uma pétala.

Quando voltou para a casa dos pais, no interior de Minas, Tânia se matou. Depois do suicídio dela, o jornalista contou a história no Caderno Feminino do *Estado de Minas*, em matérias veiculadas entre os dias 10 de junho e 15 de agosto de 1979. O tema da loucura havia fisgado Hiram.

A autorização para dissecar Barbacena e os hospitais psiquiátricos mineiros veio durante uma entrevista com o então secretário de Saúde do Estado, Eduardo Levindo Coelho, médico natural de Ubá. Dias antes, o editor Rogério Peres havia pautado Hiram para uma matéria sobre a doença de Chagas. O jornalista deveria entrevistar o presidente da Associação Médica de Minas Gerais, mas acabou indo parar, por equívoco, no prédio da Secretaria de Estado da Saúde. Como a entrevista estava agendada com o secretário, o jeito era ouvi-lo. O momento, aliás, mostrou-se oportuno, pois a vinda de Franco Basaglia ao Brasil tinha provocado um intenso debate a respeito das condições de funcionamento dos manicômios.

— Dr. Levindo, o que o senhor pensa sobre a atual situação dos hospitais psiquiátricos?

A resposta do secretário surpreendeu. Indignado, ele criticou o modelo asilar de internação. Hiram aproveitou para fazer um pedido.

— Se nós quiséssemos ir amanhã a Barbacena, o senhor permitiria?

Sem saída, o secretário franqueou a entrada do jornalista.

— Os nossos hospícios estão à disposição dos jornais, das rádios e da televisão. Vocês podem entrar em qualquer um deles, até em Barbacena, e registrar tudo o que virem. Fazendo isso, me ajudarão. Somente sensibilizando a esfera federal é que conseguiremos alguma coisa. O ideal seria que estes hospícios não existissem mais.

No dia 13 de setembro de 1979, no início da manhã, Hiram partiu em direção a Barbacena. Não sabia, mas ele nunca mais seria o mesmo. Nem a psiquiatria.

Na chegada, como o motorista havia errado o caminho, o jornalista e a fotógrafa Jane Faria entraram pela porta dos fundos, onde havia mato alto e lixo. Também puderam avistar o primeiro grupo de pacientes no chão vestidos com a tal roupa de um azul descorado. Era quase meio-dia quando entraram na sala do então diretor José Theobaldo Tollendal.

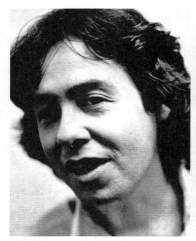 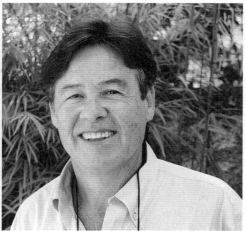

Hiram Firmino, jornalista que denunciou a situação do hospital em 1979, e em foto mais recente.

— O que querem aqui? Vocês não se cansam? Não vejo originalidade alguma nisto, pois nenhuma reportagem adiantou — disse o homem que estava havia uma década no cargo.

Hiram conseguiu driblar a irritação do diretor e obter informações sobre a rotina do Colônia. Descobriu, por exemplo, que a comida oferecida aos pacientes era triturada, já que eles não podiam usar faca nas refeições ou sequer possuíam dentes para mastigar. Constatou, ainda, que em cada um dos dezesseis pavilhões havia dois funcionários para cuidar de mais de 200 pacientes, e a maioria dos contratados não tinha formação. Passou por uma ala onde havia 400 mulheres peladas. Levantou dados sobre o alto índice de infecção hospitalar, apurando, ainda, que o Colônia não existia para fins terapêuticos, mas políticos.

— O senhor não tem esperança alguma?
— Se não tivesse, não estaria mais aqui.

Hiram passou o dia fazendo entrevistas. Ouviu pessoas que foram internadas apenas porque tinham perdido a carteira e ficado sem os documentos. Outras foram pegas usando maconha e levadas para lá. Constatou, ainda, a falta de critérios médicos para as internações, a ausência de voz dos pacientes e a impotência diante do sistema. Também se comoveu com o fato de os considerados doentes terem sido presos sem terem cometido crime algum. Tentou não julgar. Ao deixar a unidade, sentou-se à máquina de escrever.

"Hoje nós começamos a percorrer o 'Centro Psiquiátrico' de Barbacena, como o governo insiste em rotular. Os primeiros de seus dezesseis pavilhões. Suas enfermarias, seus pátios. Não encontramos os loucos terríveis que supúnhamos. Seres humanos como nós. Pessoas que, fora das crises, vivem lúcidas o tempo todo. Sabem quem são e o que fazem ali. O que os espera no fim de mais alguns dias, alguns anos. Pessoas que pedem para ser fotografadas, pedem a publicação de seus nomes. Insistem em voltar à sociedade, à família, ao afeto, à liberdade. Nem todas, porém. As alienadas, de tão drogadas, de tantos choques, tanta prisão. Crianças que não conseguem nem se locomover. Mas a maioria insiste em ter esperança de ser tratada como ser humano. Ainda há tempo."

Quando conheceu o Hospital Colônia, em 1979, o estudante de psicologia da PUC Minas Helvécio Ratton, com trinta e um anos, havia acabado de voltar do Chile, onde se exilou em razão de sua participação no movimento estudantil brasileiro. Foi em território chileno que ele iniciou a carreira de cineasta. Por isso, quando retornou ao Brasil, estava dividido entre a sétima arte e a ciência que trata do comportamento humano. A entrada no Colônia pôs fim à dúvida: o cinema o aguardava.

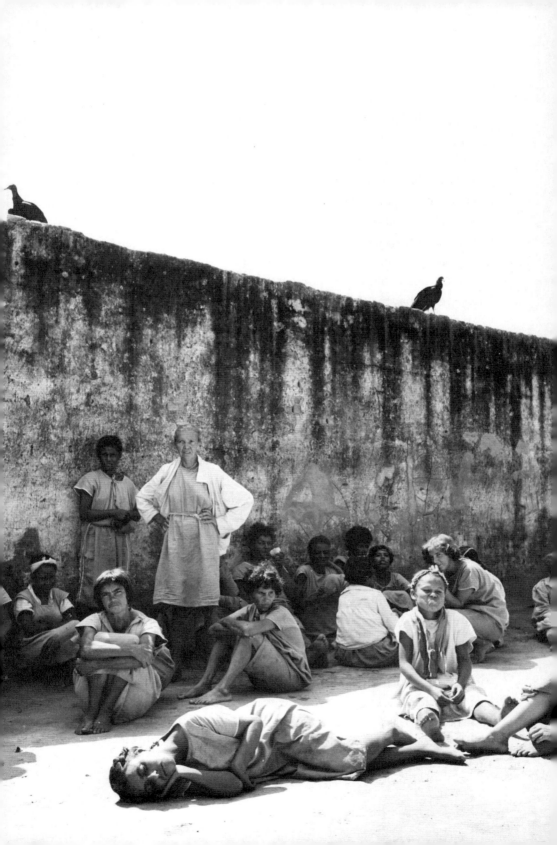

O desejo de fazer um documentário sobre a unidade mineira surgiu no instante em que ele teve contato com fotos dos pacientes tiradas, na clandestinidade, por Júlio Bernardes, irmão de um professor da faculdade. As imagens deixaram o aluno escandalizado, porque, embora conhecesse o funcionamento de outras instituições públicas, como o Hospital Raul Soares, em Belo Horizonte, jamais havia visto algo na escala do hospício de Barbacena. Viabilizar um filme da loucura parecia algo impossível, não só em razão da censura, mas também porque um projeto como aquele necessitava de verba.

O súbito movimento de transparência encabeçado pela Secretaria de Estado da Saúde facilitou o acesso ao hospital. Quando o órgão abriu as portas do manicômio, Ratton estava entre o grupo que conseguiu visitar a unidade. Os primeiros contatos com o Colônia foram suficientes para ele perceber que, ao vivo, o inferno era bem pior. A sensação de pisar em um campo de concentração dentro do Brasil despertou nele a urgência de registrar a rotina da unidade. Nesse momento, o movimento antimanicomial crescia nas escolas de medicina e de psicologia, e o estudante fazia parte dele.

Com medo de que as portas do manicômio fossem novamente fechadas e seus muros se tornassem ainda mais altos, Ratton resolveu improvisar. Alugou equipamentos, pagos com dinheiro do próprio bolso, e reuniu uma equipe voluntária. Durante oito dias ele captou imagens do hospício. As filmagens começavam no início da manhã, e a câmera só era desligada quando não havia mais luz para continuar o trabalho. No terceiro dia de filmagem, um paciente o segurou pelo braço.

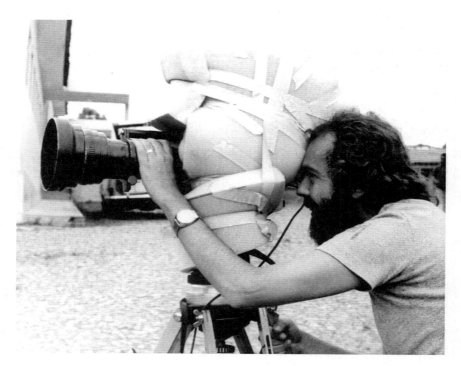

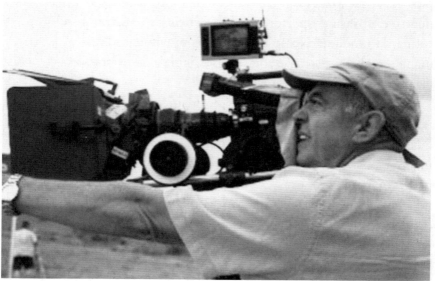

Helvécio Ratton, cineasta, autor do documentário *Em nome da razão*, filmado em 1979 no interior do Colônia, em foto da época, e em uma mais recente.

— Sei o que vocês estão fazendo. Tirando foto de todo mundo. Assim, quando a gente morrer, as pessoas vão saber que estivemos aqui.

Aquela frase confirmou em Ratton a impressão de que ele estava fazendo algo importante para a história. Tinha a sensação de que havia transposto as paredes do hospital e roubado as imagens de dentro dela. Só assim poderia mostrar o que acontecia por trás dos muros do Colônia.

— Como a sociedade permite que as famílias e a medicina despejem pessoas neste depósito de lixo humano? — questionava Ratton junto a Dileny Campos, editor de fotografia do filme. — O cheiro deste lugar é indescritível. É o cheiro de suor, de fezes, de sofrimento, de gente amontoada, de falta de higiene.

Ratton estava convencido de que o cinema podia intervir, tocando as pessoas. Essa certeza o motivou a prosseguir. Mais do que isso. Quando o documentário ficou pronto, poucos acreditavam no que estavam vendo. Em 25 minutos, o diretor do filme exibiu relatos de pessoas que estavam a vida inteira internadas por causa de brigas familiares, do abuso de álcool e de comportamento homossexual.

— É uma sentença de morte em vida — comentou um expectador, na primeira sessão do curta, realizada em Belo Horizonte. O psiquiatra Franco Basaglia e o jornalista Hiram Firmino também estavam na plateia. Mesmo tendo acabado de chegar de Barbacena, a crueza das cenas impactou o italiano. Ratton havia optado por não usar trilha sonora. Queria que os sons do desespero, captados no interior da unidade, ajudassem a contar a história.

— O seu filme tem um grande poder de revelação — comentou o psiquiatra.

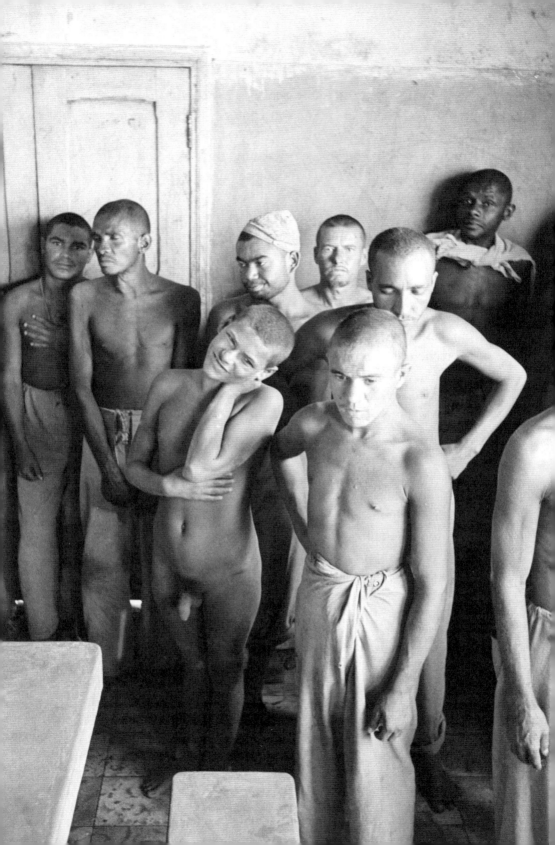

Basaglia estava certo. O filme tomou trajetória impressionante. Depois de passar pelas salas brasileiras, foi premiado em diversos festivais do exterior. Por onde passou, despertou o mesmo sentimento de indignação. O curta acabou sendo o golpe de misericórdia no modelo de psiquiatria exercido até então. Com a porta do hospício escancarada, era ainda mais difícil negar os crimes cometidos *Em nome da razão*, como o documentário foi batizado. Ratton tinha conseguido derrubar os muros da indiferença.

Mais de trinta anos se passaram desde que ele pisou no Colônia. De lá para cá, tornou-se o premiado cineasta brasileiro. Aos sessenta e nove anos, exibe no currículo longas como *O menino maluquinho* (1995) e *Batismo de sangue* (2006). E apesar da passagem de três décadas, o cheiro do Colônia ainda continua impregnado em sua memória.

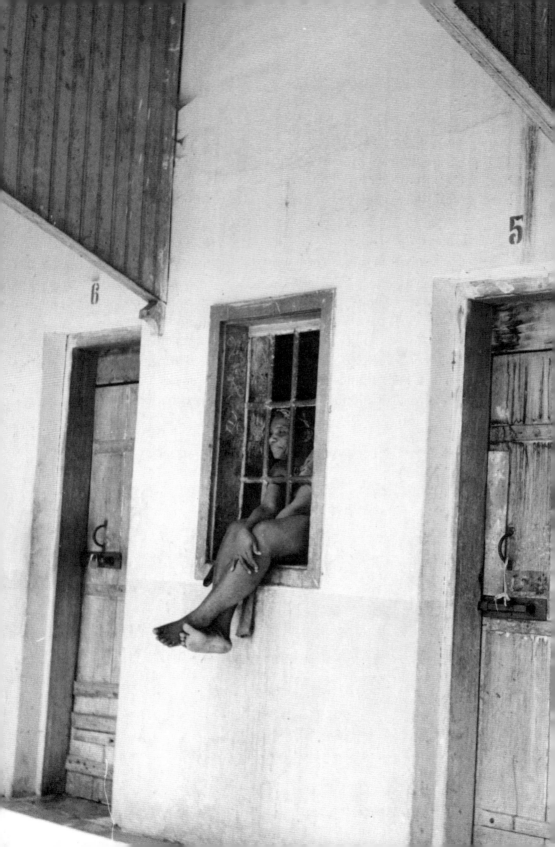

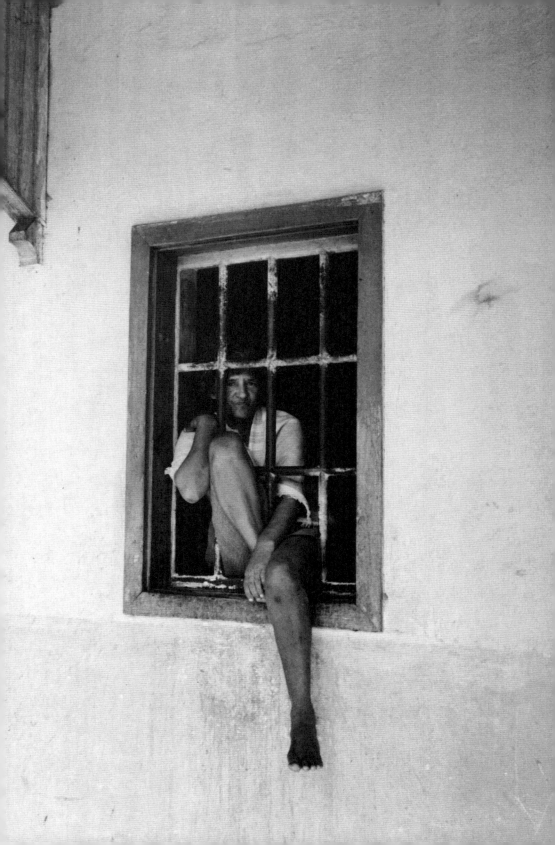

A luta entre o velho e o novo

Praça da Sé, centro de São Paulo. O 25 de janeiro, aniversário da capital paulista, era a data escolhida para a realização do primeiro grande comício da campanha por eleições diretas no Brasil. Após vinte e um anos de regime autoritário, a sociedade ansiava a consolidação do processo de redemocratização anunciado anos antes no governo de Ernesto Geisel. Em um país sufocado pelo militarismo, o grito de mudança estava, havia tempos, preso na garganta. Por isso, o movimento das Diretas Já devolveu voz aos brasileiros naquele ano de 1985. Apesar de o governo militar tentar abafar a manifestação, cerca de 300 mil pessoas compareceram ao comício na tentativa de pressionar as forças políticas a aprovar a Emenda Dante de Oliveira, que propunha a escolha popular para presidente. Com a proposta rejeitada, apesar dos 298 votos favoráveis, o país teve que esperar mais quatro anos para ir às urnas.

Foi em meio a esse clima de transformação social que o professor universitário Paulo Delgado, natural de Lima Duarte, se elegeu deputado federal pela primeira vez, em 1986, como o mais votado do PT em Minas Gerais. Aos trinta e seis anos, ele se licenciava do cargo de docente da Universidade Federal de Juiz de Fora (UFJF) para ocupar uma cadeira na Câmara Federal.

Sociólogo com pós-graduação em ciências políticas pela Universidade Federal de Minas Gerais (UFMG), Paulo filiou-se ao Partido dos Trabalhadores em 1979, iniciando sua trajetória política e tornando-se um dos fundadores do PT em Juiz de Fora. Ao chegar a Brasília, o constituinte percebeu que precisava abraçar alguma causa que norteasse seu trabalho. Foi o irmão, o psiquiatra Pedro Gabriel Delgado, quem sugeriu que Paulo se transformasse no "deputado dos doentes mentais".

A ideia de ser o porta-voz de um grupo historicamente silenciado seduziu o político que, desde a época de estudante, demonstrava interesse pelo tema da reforma psiquiátrica, por influência do trabalho de Franco Basaglia. Apoiado por Pedro, que mais tarde assumiu o cargo de coordenador nacional de Saúde Mental, Álcool & Outras Drogas do Ministério da Saúde, o deputado apresentou, em 1989, no Congresso Nacional, o Projeto de Lei 3.657, propondo a regulamentação dos direitos da pessoa com transtornos mentais e a extinção progressiva dos manicômios no país. Até aquele momento, ainda prevalecia no país o Decreto Presidencial 24.559, baixado por Getúlio Vargas, em 1934. A resolução previa o recolhimento de pacientes a hospitais psiquiátricos "mediante simples atestado médico", que poderia ser solicitado por qualquer pessoa que tivesse interesse em internar alguém.

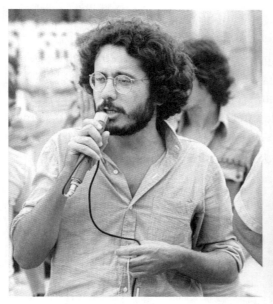 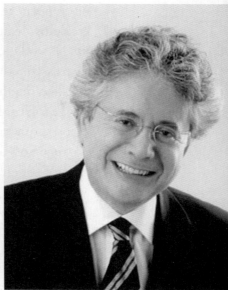

Paulo Delgado em 1982 (à esquerda) e em foto mais recente.

A necessidade de uma lei que regulamentasse a saúde mental e impusesse um novo rumo para a reforma psiquiátrica nascente encontrou terreno fértil nos movimentos sociais e de saúde mineiros, que já haviam deflagrado a mobilização pela reformulação no setor. Mesmo enfrentando resistência entre a classe médica, famílias de doentes e colegas parlamentares, Delgado conseguiu aprovar seu projeto, em 1990, na Câmara dos Deputados, por meio do acordo de lideranças, constituindo-se na primeira lei de desospitalização em discussão no parlamento latino-americano. No mesmo ano, Paulo representou o país na conferência sobre a Reestruturação da Atenção Psiquiátrica na América Latina. A convite da Organização Mundial da Saúde, o delegado brasileiro viajou para Caracas, na Venezuela, para integrar as discussões sobre novos modelos de atendimento.

Na volta, continuou a enfrentar resistências de parte da classe médica.

— A medicina brasileira tem tradição de cárcere. Por isso, a lógica da internação faz com que os recursos médicos sejam predominantemente hospitalares, subtraindo recursos do tratamento ambulatorial, comunitário, aberto — defendia.

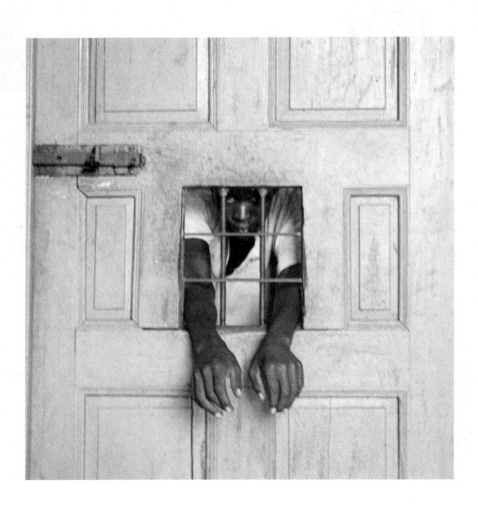

As declarações do deputado acirraram ainda mais a polêmica em torno da tramitação da proposta. Remetido ao Senado Federal em 15 de fevereiro de 1991, como "projeto de lei da Câmara", ele foi distribuído à Comissão de Assuntos Sociais (CAS) recebendo, inicialmente, pareceres de dois relatores antes de ser submetido a votação: os senadores José Paulo Bisol (PSB-RS) e Lúcio Alcântara (PSDB-CE). Votado pela comissão em 1995, com parecer favorável do senador Lúcio Alcântara, o Projeto Delgado foi rejeitado por 18 votos a 4, recebendo sete novas emendas em plenário. Em 15 de dezembro de 1998, o plenário apresentou outras dez emendas ao parecer do senador Sebastião Rocha (PDT-AP). O texto foi aprovado em 20 de janeiro de 1999 e enviado à Câmara dos Deputados com o substitutivo do Senado. Após algumas modificações, o projeto final foi remetido à sanção presidencial. Em 2001, após doze anos de tramitação e de muitas manobras políticas, a Lei Federal 10.216 foi sancionada.

A norma que propõe um modelo de atenção à saúde mental, aberto e de base comunitária, completou uma década de vigência em 2011, dividindo opiniões. Os críticos da proposta afirmam que ela não instituiu mecanismos claros para a progressiva extinção dos manicômios, provocando desospitalização em massa sem a implantação de uma rede extra-hospitalar capaz de atender à demanda. Para os defensores da reforma, a lei impôs um novo rumo ao processo de reestruturação do setor.

— Quem encarcera, seda e isola não acredita na razão, nem no resto dela. A lei da reforma psiquiátrica, ao contrário, é humanista, mas baseada em fundamentos técnicos da própria medicina, os quais permitem a realização do tratamento em liberdade — defende seu criador.

Quando a nova legislação foi implantada no país, havia mais de 50 mil leitos em hospitais psiquiátricos, conforme dados do Ministério da Saúde. Dez anos depois, os leitos somavam pouco mais de 30 mil. Nesse período, quarenta e cinco hospitais psiquiátricos foram desativados. Restam 200.

Em 2009, em seu sexto mandato, o deputado sofreu o maior ataque público desde a edição da lei, com a publicação no jornal *Folha de S.Paulo* de artigo assinado pelo consagrado poeta Ferreira Gullar. Com o título "Uma lei errada", o texto de setenta e seis linhas, veiculado no domingo de Páscoa, trazia críticas contra a classe médica e contra Paulo Delgado, chamado pelo poeta de "cretino", autor de uma "lei idiota" que precisa ser revogada. Na visão de Gullar, os doentes pobres não conseguiam internação, terminando nas ruas como mendigos. Eis um trecho:

A classe média, em geral, sempre aberta a ideias "avançadas" ou "libertárias", quase nunca se detém para examinar as questões, pesar os argumentos, confrontá-los com a realidade. Não, adere sem refletir.

Havia, naquela época, um deputado petista que aderiu à proposta, passou a defendê-la e apresentou um projeto de lei no Congresso. Certa vez, declarou a um jornal que "as famílias dos doentes mentais os internavam para se livrarem deles". E eu, que lidava com o problema de dois filhos nesse estado, disse a mim mesmo: "Esse sujeito é um cretino. Não sabe o que é conviver com pessoas esquizofrênicas, que muitas vezes ameaçam se matar ou matar alguém. Não imagina o quanto dói a um pai ter que internar um filho, para salvá-lo e salvar a família. Esse idiota tem a audácia de fingir que ama mais a meus filhos do que eu."

Esse tipo de campanha é uma forma de demagogia, como outra qualquer: funda-se em dados falsos ou falsificados e muitas vezes no desconhecimento do problema que dizem tentar resolver. No caso das internações, lançavam mão da palavra "manicômio", já então fora de uso e que por si só carrega conotações negativas, numa época em que aquele tipo de hospital não existia mais.

A ira do poeta dividiu o país ao meio e provocou reação imediata entre os defensores da reforma, sob alegação de que ela era resultado de mais de trinta anos de luta contra modelos de internação asilar, que transformam pacientes em prisioneiros.

O presidente da Associação Brasileira de Saúde Mental à época, Walter Ferreira de Oliveira, manifestou-se:

> Caro senhor Gullar, sinto muito lhe trazer uma verdade incômoda e vergonhosa para o nosso país. Os manicômios continuam existindo, continuam sendo desumanos, tratando seres humanos como animais, produzindo mais doença e, com seu papel de depósito humano (temos milhares de pessoas internadas por 20, 30, 40 anos), continuam sangrando o dinheiro público. Caso o senhor ou qualquer outra pessoa duvide, será muito fácil mostrar alguns endereços onde se pode constatar esta vil realidade. Há, também, interesses no velho sistema de internações que não têm nada a ver com a intenção de melhorar a saúde dos usuários, são herança da mentalidade do INPS, onde as internações, e por quanto mais tempo melhor, são negócios que dependem da hotelaria, dos serviços, das licitações e da medicalização excessiva dos pacientes. (...) Pessoalmente, manifesto minha solidariedade para com o poeta Ferreira Gullar, por seu sofrimento como pai, que revelou em seu artigo. Compreendo, a partir daí, sua paixão, sua agressividade para com muitos de nós, que lutamos por um modelo de atenção que entendemos como melhor. Há, entretanto, muitos equívocos em seu artigo e um deles talvez seja não perceber que sua família poderia ter sofrido muito menos e tido muito mais apoio se todos nós lutássemos solidariamente pela efetivação de um sistema digno de saúde, que inclua uma rede adequada de saúde mental, que, apenas por interesses escusos e pela ignorância de muitos de nossos políticos, ainda encontra resistências para sua ampliação e avanço (...).

Delgado não se intimidou:

— A lei não desconhece a doença mental. Ela regula a forma de tratá-la. As insuficiências do tratamento não são da lei, mas da deficiência na sua aplicação. A doença é uma coisa normal da vida. O que não é normal é não haver convivência pacífica com ela. O maior problema ainda é de aceitação da dificuldade do outro. A reforma psiquiátrica é, de certa forma, a abolição da escravidão do doente mental, seu fim como mercadoria de lucro dos hospitais fechados, da exploração do sofrimento humano com objetivos mercadológicos.

Com o debate novamente aquecido, o tema da saúde mental voltou à baila no país. A proposta que privilegia a formação de rede extramural e os avanços conquistados no setor, como a redução de leitos psiquiátricos de baixa qualidade, começou a ser rediscutida. Especialistas demonstraram preocupação com o fato de a questão ideológica de uma sociedade sem manicômio ter ficado à frente da técnica e pragmática, já que não é possível a sustentação de uma assistência psiquiátrica sem leitos humanizados em hospitais gerais para garantir o atendimento das crises e a alta responsável, que permita a continuidade do tratamento.

Segundo o Ministério da Saúde, 12% da população necessita de algum atendimento em saúde mental, sendo ele contínuo ou eventual, representando um contingente de 22 milhões de pessoas. Com 1.620 Centros de Atenção Psicossocial instalados no país até 2010, o indicador de um CAPS para cada cem mil habitantes ainda não foi alcançado. Os Serviços Residenciais Terapêuticos (SRT) também são insuficientes. O Brasil conta com mais de 600 casas localizadas no espaço urbano, com a finalidade de responder às necessidades de moradia de pessoas com transtornos mentais graves egressas de hospitais psiquiátricos ou hospitais de custódia e tratamento psiquiátrico as quais perderam os vínculos familiares e sociais. Mais de 3 mil brasileiros vivem em residências terapêuticas.

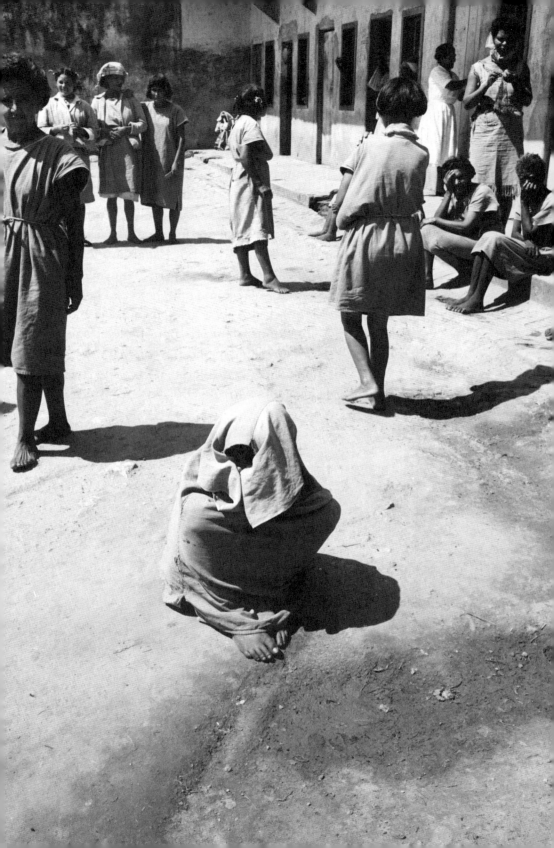

Quase meio século depois de denunciar a falência dos hospícios brasileiros, o psiquiatra mineiro Francisco Paes Barreto, setenta e seis anos, uma das vozes mais consistentes pela mudança de paradigma na saúde mental brasileira, defende que é tempo de um novo discurso.

— A reforma vive um momento de impasse. O maior risco é o de retrocesso. O discurso manicômio *versus* antimanicômio está ultrapassado, porque a existência dele já não se sustenta, é indefensável. Precisamos avançar e repensar o modelo da reforma psiquiátrica. Nunca hesitei em defender a reforma, assim como hoje não hesito em criticá-la. Ela precisa se superar. A psiquiatria biológica não pode continuar centrada num biologicismo redutivista e prioritariamente medicalizador.

Num país onde a regulamentação de uma lei tem sido metade da lei, a luta entre o velho e o novo precisa se renovar.

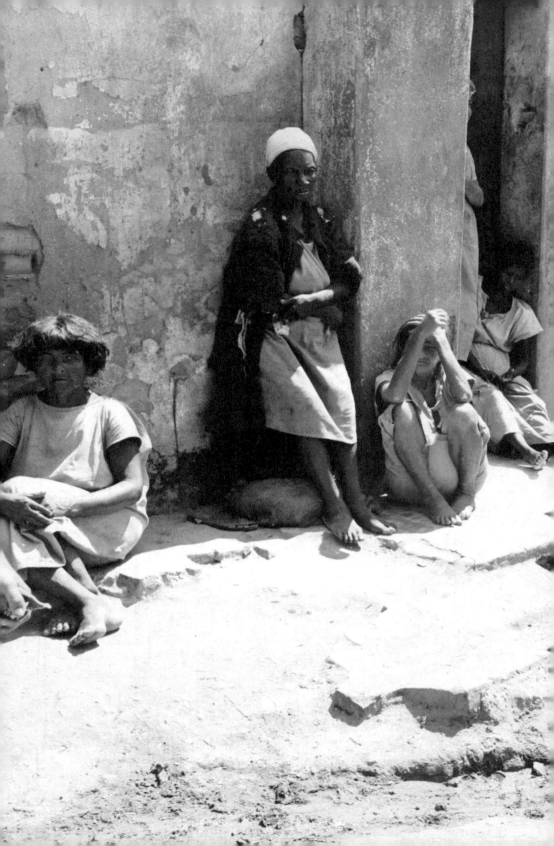

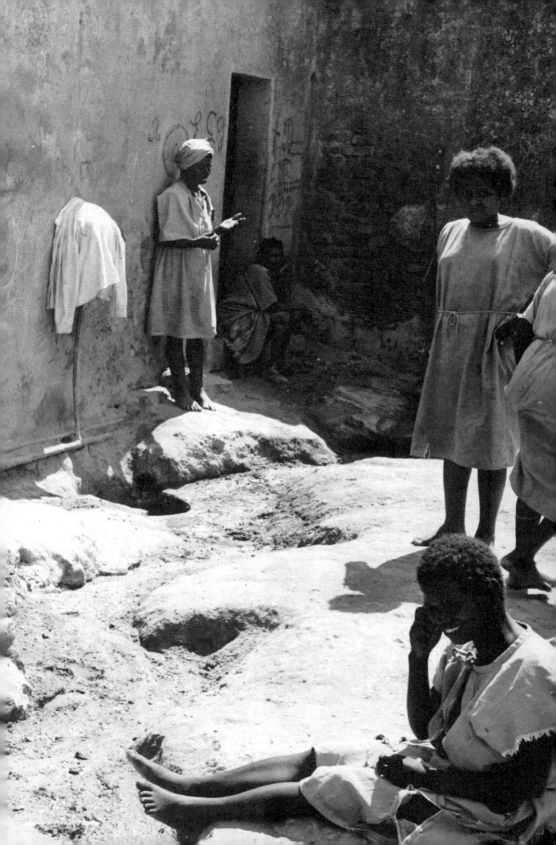

Tributo às vítimas

Um dos lugares mais temidos do Colônia era o prédio localizado entre os pavilhões Arthur Bernardes e Afonso Pena. Usado, inicialmente, como cozinha do hospital, tornou-se setor de administração, sendo, mais tarde, transformado em local de experimentos, como o uso de ducha escocesa, um tipo de banho com jatos em alta pressão. A hidroterapia, feita com temperatura e volume de água controlados, também teve a finalidade deturpada no hospital. Os banhos gelados, promovidos na calada da noite como forma de castigo, eram mais uma maneira de debilitar organismos já fragilizados por doenças físicas e mentais. Quando as denúncias de tortura na instituição provocaram mobilização social, no início dos anos 1980, o prédio foi sendo, paulatinamente, desativado. Dentro dele havia um torreão de difícil acesso que acabou transformado em palco de conspiração. Era ali que os jovens médicos que chegaram à instituição passaram a se reunir para discutir critérios de internação e mudanças de paradigma em relação à forma de se tratar o doente. Jairo Toledo era um deles.

Residente de psiquiatria do Instituto Raul Soares em 1979, Jairo foi incumbido por seu professor César Rodrigues Campos de retomar, em Belo Horizonte, o Congresso Mineiro de Psiquiatria, paralisado havia sete anos. Jairo contou com a ajuda dos colegas Wellerson Durães Alkmim e Lécio Márcio Dias, para organizar o terceiro encontro, do qual se tornou secretário. A pedido do docente, ele montou um painel para contar, no evento, a história da psiquiatria no Estado. Jairo teve a ideia de procurar médicos antigos no intuito de reunir documentos inéditos. Com Hélio Alkmim, tio de Wellerson, conseguiu o ofício enviado em 1959, pelo Estado, para os hospitais públicos mineiros, sugerindo a implantação do leito chão. O modelo, criado pelo Colônia, previa a retirada de camas dos pavilhões para ganhar mais espaço e garantir novas internações e, com elas, mais repasse de recursos. Ronaldo Simões também tinha um vasto arquivo, cedendo seu material. A mostra acabou atraindo um público numeroso. O congresso repercutiu fora dos limites do estado, tornando-se marco da reforma psiquiátrica mineira.

Ao final do encontro, o então superintendente da Fhemig, José Ribeiro Paiva Filho, contatou o residente.

— Jairo, sei que você está entre os que ajudaram a mostrar a cara do hospital Colônia.

Jairo acenou que sim.

— Então, por que não vai para lá ajudar a consertar?

O convite de trabalho do superintendente soou mais como uma intimação. Ainda assim, o médico de trinta e um anos sentiu-se desafiado. Embora tivesse outros planos profissionais — e eles não incluíam Barbacena —, a chance de mudar os rumos do Centro Hospitalar Psiquiátrico (CHPB) mexeu com ele.

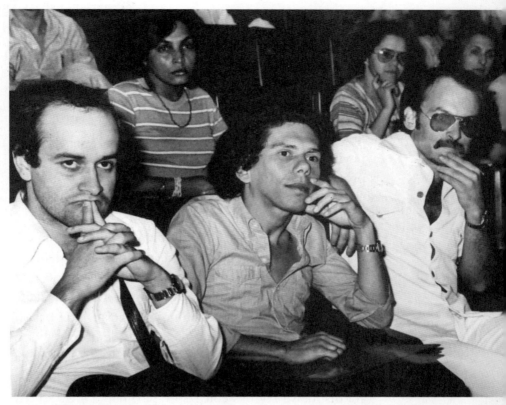
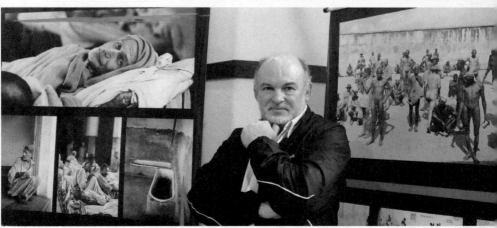

Jairo Toledo, diretor do hospital até março de 2013.
Em 1979 (acima) era estudante da faculdade de medicina. Abaixo, em 2011.

Como acadêmico de medicina, conheceu de perto a rotina da instituição e os desmandos políticos que a transformaram em instrumento de barganha e de nomeações. Foi como estudante que ele se tornou plantonista do CHPB, em 1974, passando vinte e quatro horas por semana dentro do hospício. Naquela época, a ordem era que os funcionários tomassem conta da porta de cada pavilhão. Trancados, os internos eram abandonados à própria sorte. O que acontecia dentro das alas não era problema de ninguém. Foi esse tipo de gestão que transformou o Colônia em símbolo de covardia e morte.

Como plantonista, Jairo ainda teve a chance de conhecer novas faces da loucura, como a agressividade de Sueli Rezende, a força contestadora de Conceição Machado e o encantamento de Flor de Liz, a paciente mais sonhadora da ala feminina, que gostava de batom e roupa colorida. Ignorando o mundo de horror ao seu redor, ela vivia um eterno conto de fadas. Apaixonada por médicos e acadêmicos que circulavam pela unidade, ela disputava com as colegas de pavilhão a atenção deles. Em dias de consulta, vestia-se como rainha, embora estivesse coberta pelos trapos do Colônia.

Jairo não se dava conta, mas já estava ligado ao hospital. Assim, no ano do seu casamento com a advogada Flora Lúcia Moura, ele aceitou a proposta de trabalho de Paiva Filho. Ainda em 1979 foi transferido do Hospital Galba Veloso, na capital, para Barbacena, começando a mudar a ordem das coisas. A primeira alteração na unidade foi a determinação de transferência dos trinta e três meninos de Barbacena para local mais adequado. Vivendo no meio de adultos, a permanência deles no Colônia era uma violação de direitos da infância e adolescência. Em 1980, Silvio Savat, Tonho e os outros garotos partiram para Belo Horizonte.

O psiquiatra também conseguiu proibir a indiscriminada transferência de pacientes do Instituto Raul Soares, também em Belo Horizonte, para o Colônia. Até então, a prática médica era encaminhar para a unidade todos os casos não solucionados em dez dias. O resultado era a cronificação de pacientes. Esquecidos em Barbacena, eles acabavam adquirindo novas patologias dentro da instituição. Milhares de atestados de óbito exibem o termo "enterite do alienado", criado para tentar explicar a morte em massa por diarreia aguda.

Outra mudança no hospital foi a regionalização do atendimento. Apenas o sul de Minas, a Zona da Mata e as vertentes poderiam enviar pacientes para Barbacena. A partir desse instante, foram estabelecidos critérios para internações. Era o fim do famigerado "trem de doido" e do embarque de brasileiros de todo o país para a estação Bias Fortes. A proposta mais audaciosa, porém, foi a criação de um módulo experimental para os casos agudos, destinado aos pacientes em crise. Reunidos na capela, os médicos apresentaram a ideia aos funcionários e administradores, que compraram briga:

— Isso aí é fogo de palha desses moleques metidos a médicos. Não dura nada — ouviram os médicos entre os comentários da plateia.

— Vocês precisam entender que não somos tomadores de conta. Somos cuidadores. Os doentes têm o direito de retornar para a sociedade — rebateu o médico.

O módulo experimental foi criado, inicialmente, com 120 leitos, contando com o trabalho de duas equipes multidisciplinares na busca pela estabilização do quadro clínico e da alta. Os pacientes passaram a ter no prontuário data de saída do hospital. Era o início de um novo paradigma: o do atendimento pela ótica ambulatorial.

Em 1986, eleito diretor do CHPB pela primeira vez, Jairo participou do projeto liderado pelo médico Ronaldo Simões de implantação de cinco casas de acolhimento, que acabou sendo o embrião das residências terapêuticas. A ideia era retirar dos pavilhões os pacientes com melhor nível de independência, permitindo que eles retomassem o convívio social. Quando a obra ficou pronta, representantes do futuro governo de Minas decidiram conhecer o espaço. Cogitaram dar outra destinação para as casas, afinal, não fazia sentido investir recursos no tratamento da loucura. Não tiveram tempo de desviar a finalidade do espaço. Em uma semana, Jairo promoveu uma invasão no imóvel. O processo de transição, que duraria três meses, acabou sendo atropelado na tentativa de impedir nova interferência política. Deu certo. Os módulos existem até hoje. De lá para cá, outras vinte e oito residências terapêuticas foram construídas fora do hospital. A cidade dos loucos começou a mudar...

— Telefone para o senhor — comunicou a secretária.
— Jairo, aqui é Edson Brandão. Gostaria de conversar pessoalmente com você. Tenho uma proposta a fazer.
O encontro com o diretor executivo da Fundação Municipal de Cultura de Barbacena foi marcado para o dia seguinte. O ano era 1995.
— Doutor, a fundação está desenvolvendo um ambicioso plano de resgate da memória histórica da cidade. O projeto "Memória Viva", que será financiado pela prefeitura, tem o objetivo de reorganizar os museus do município. A nossa ideia é criar um museu sobre a loucura. Temos o apoio do prefeito Toninho Andrada (PSDB). O que acha?
O psiquiatra demonstrou entusiasmo.

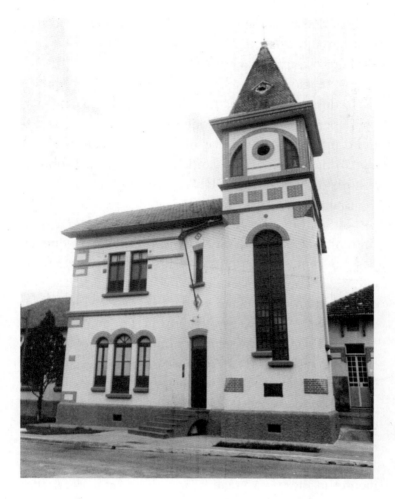

Prédio do hospital que sediaria o futuro Museu da Loucura.

— Venha, Edson, quero te mostrar uma coisa.

Os dois foram caminhando até o pavilhão Antônio Carlos, onde tudo começou. O edifício foi construído sobre o terreno da antiga Fazenda da Caveira, que pertenceu a Joaquim Silvério dos Reis, traidor dos inconfidentes. Ele ganhou as terras pela delação do movimento, e antes de ser Colônia, a Caveira foi um sanatório para tuberculosos.

Jairo o convidou a entrar.

— Vê isso aqui?

O diretor mostrou ao membro da fundação uma sala com aparelhos de eletrochoque, documentos, peças de uniforme e outros materiais que recolheu na instituição e guardou, desde 1979, quando montou o painel sobre a história da psiquiatria no III Congresso Mineiro.

Brandão estava surpreso.

— Sempre tive vontade de exibir o material que fui juntando ao longo de todos esses anos para que as pessoas pudessem conhecer a história da psiquiatria em Minas Gerais — revelou Jairo.

O Museu da Loucura acabara de nascer. Em 16 de agosto de 1996, uma sexta-feira, o prédio que guardava quase um século de memória foi inaugurado. Nada melhor do que transformar em museu um dos mais simbólicos edifícios do Colônia, o local onde foram realizadas as tais duchas escocesas. Construído em 1922, o torreão do antigo Hospital Colônia foi reformado; e suas cinco salas, abertas à visitação.

No andar superior, um centro cirúrgico, com instrumentos usados para a realização de lobotomia, recriou o ambiente no qual as intervenções eram realizadas. Apesar do clima sombrio, esse espaço guarda o episódio de amor platônico vivido por Maria José Baeta Reis, uma antiga funcionária do hospital. Apaixonada por um paciente do Colônia, não pôde viver esse amor, guardando, por mais de duas décadas, o crânio do interno. Ela era vista nos barzinhos de Barbacena tomando cerveja com o crânio do amado ao lado. Como estava ficando falada na cidade, foi convencida por Jairo a doar a caixa óssea para o Museu da Loucura. A peça continua lá.

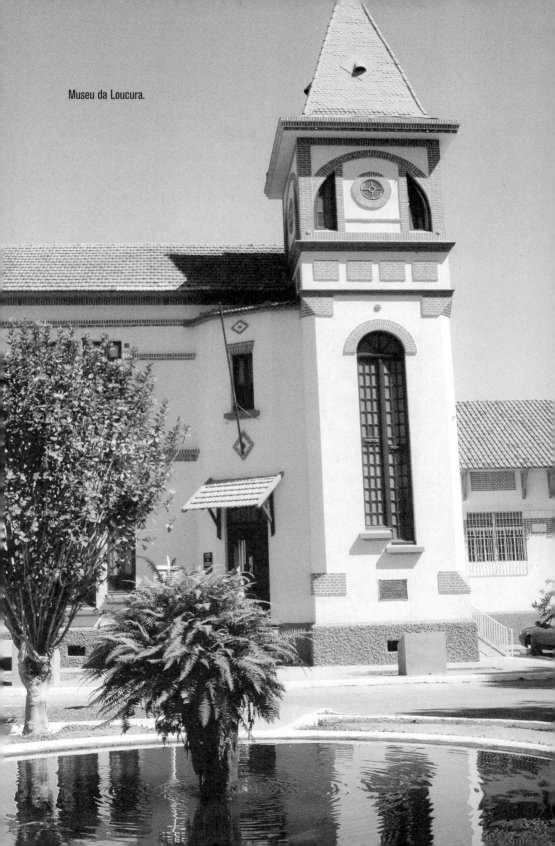

Museu da Loucura.

Já a cela vista no primeiro andar foi retirada do hospital, em 1994, durante vistoria realizada por técnicos da Secretaria de Estado da Saúde para a classificação das unidades de saúde no nível P4, considerada, à época, maior titulação de eficiência hospitalar. Ao final da visita, a responsável pela inspeção, Gisele Bahia, considerou as instalações adequadas, mas questionou a existência do espaço de contenção.

— O problema é a permanência da cela? — questionou Jairo, enquanto repassava instruções para um grupo de funcionários.

— É sim, doutor.

Uma hora depois de iniciada a conversa, dois homens bateram à porta da sala da direção.

— Olhe lá, Gisele. Não há mais empecilho para a conquista do P4 — disse Jairo, sorrindo.

Para espanto de todos os presentes, a cela havia sido arrancada e colocada sobre a mesa de reunião. Ao final do processo de verificação, o hospital conseguiu classificar-se dentro das normas técnicas, tornando-se apto a receber novas fontes de financiamento federal. A cela, finalmente, tornou-se peça de museu.

No começo, Barbacena rejeitou seu passado, resistindo a revisitá-lo. Duas placas instaladas na BR-040, com os dizeres "Visite o Museu da Loucura", também foram retiradas da estrada nos anos 1990, por ordem de políticos que não desejavam a sua instalação. Apesar dos esforços em negar a tragédia da qual o Colônia foi palco, o museu que se destina a contá-la é o mais visitado por turistas. Tem dimensão educativa, desafiadora, tornando-se tributo às dezenas de milhares de vítimas da lendária instituição. Suas portas incomodamente abertas são a lembrança de que a tragédia do Colônia não vai ser, novamente, esquecida. Não desta vez.

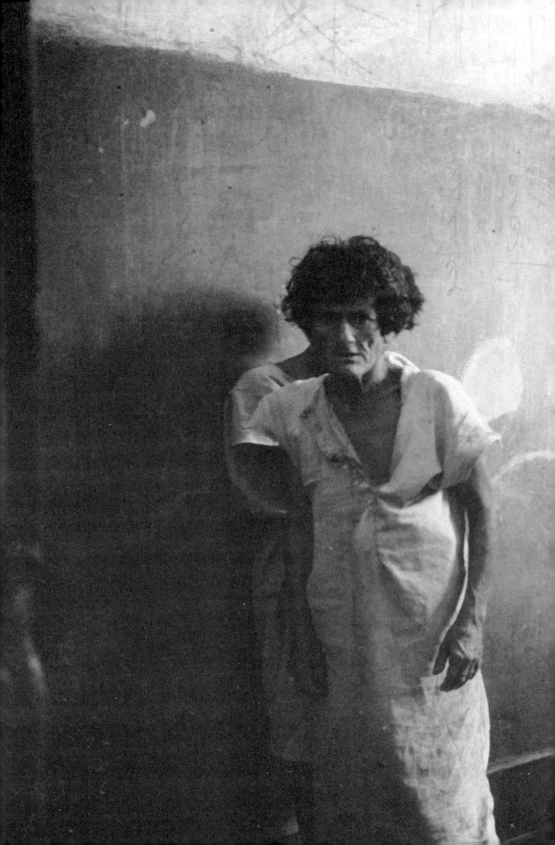

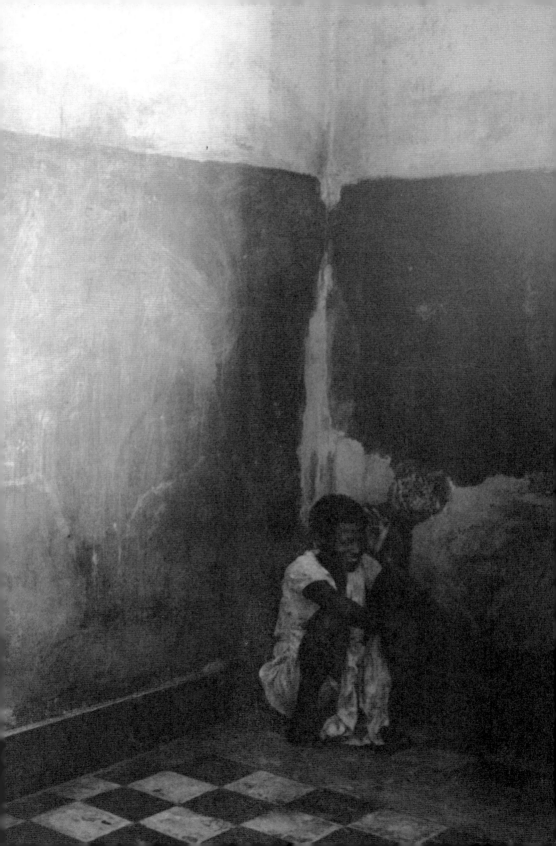

A herança do Colônia

A poucos metros de casa, Marlene Laureano olha o relógio: 19h08. Quer chegar a tempo de trocar de roupa e pegar a última sessão do Cine Plaza, no centro. Próxima ao portão, ela abre a bolsa e procura o chaveiro com a imagem de Nossa Senhora Aparecida, de quem é devota. Sobe as escadas do sobrado amarelo, passa pela varanda e ganha a sala onde mantém, na parede, o quadro com a foto dos avós maternos italianos, última lembrança de família. Embora ainda more no bairro Santo Antônio, no mesmo terreno onde nasceu, o imóvel da infância foi demolido para a construção de outro maior e mais moderno. Ela também mudou. Os longos cabelos negros estão agora acima dos ombros, e fios brancos teimam em aparecer. Apareceram vincos na testa e próximos aos lábios e também pequenas rugas em volta dos olhos. Sente-se mais cansada, embora continue firme no projeto de fazer a sua primeira viagem ao exterior. O destino é a Itália, país dos seus antepassados, mais precisamente Parma, cidade de origem romana famosa por seus monumentos. Talvez ela compre apenas a passagem de ida, sem data para voltar a Barbacena.

Quase quatro décadas depois de entrar no Colônia pela primeira vez, quando tinha apenas vinte anos, Marlene tirou o primeiro dos oito meses de férias-prêmio acumuladas no antigo hospital, onde ainda trabalha nos módulos residenciais. Aos cinquenta e oito anos e com tempo de serviço para se aposentar, ela não conseguiu se desligar do lugar onde viveu a maior parte de sua vida. Testemunha do holocausto brasileiro, a funcionária resistiu aos piores anos do hospício sem dizer uma palavra do que viu. O silêncio foi a maneira que encontrou de tentar esquecer o sofrimento imposto a homens, mulheres e crianças que, ao cruzarem o portão da unidade, se tornaram propriedade do Estado. Assim como os pacientes, ela também teve a história construída dentro dos muros da instituição. Ao conhecer o pavilhão Afonso Pena, em 1975, ela jamais poderia supor que permaneceria no emprego por tanto tempo.

Ao final do primeiro dia de trabalho, quando recebeu a tarefa de lavar o pavilhão e colocar para secar o capim onde os internos dormiam, Marlene teve a certeza de que não ficaria lá. Chegou à casa da rua Demétrio Ribeiro assustada com o que tinha acabado de presenciar. Quando Regina perguntou sobre a estreia da filha no hospital, Marlene respondeu, vagamente, sem coragem de contar para a mãe que a rotina na unidade não era nada do que imaginava. Passou a noite acordada dizendo para si mesma que nunca mais pisaria lá. No dia seguinte, porém, voltou.

Em pouco tempo, começou a dar sinais de tristeza. Ficou introspectiva, a ponto de as amigas do Colégio Tiradentes estranharem seu jeito. A mãe de Marlene também não entendia o emagrecimento da filha nem o motivo pelo qual comprava, mensalmente, dezenas de latas de leite em pó, que sumiam da despensa sem explicação. Ao sair de casa, ela levava o alimento na bolsa, distribuindo o leite na ala infantil do hospital para minimizar a fome dos meninos. Decidida a não contar a ninguém o que se passava na instituição, começou a buscar soluções caseiras para alterar a realidade, acreditando que, assim, poderia suavizar a existência dos que estivessem mais próximos dela. A funcionária não ficou no Colônia só por piedade, mas também pela carreira no serviço público. Denunciar o sistema, definitivamente, não estava nos seus planos, ainda mais depois de ter perdido os pais com vinte e três anos, passando a contar com o salário do hospital para sobreviver.

— Menina, vem cá — chamou a paciente, em voz baixa.
Marlene atendeu.

— Pois não, dona Izabel.

— Tenho te observado há dias e percebo que é diferente das outras funcionárias. Você é um anjo que Deus colocou aqui para me ajudar.

— Mas o que eu posso fazer pela senhora? — perguntou, receosa de que alguém a visse conversando com a mulher.

— Meu filho não sabe que estou aqui. Por favor, procure ele para mim e conte tudo. Tenho certeza de que, ao descobrir, ele virá me buscar.

— Não posso fazer isso — respondeu, afastando-se.

Marlene tinha medo de ser descoberta infringindo as normas do Colônia, embora as súplicas de Izabel a tivessem comovido. No dia seguinte, quando a funcionária foi buscar as roupas no pavilhão em que a paciente estava, esta a chamou:

— Você deixou essa peça para trás.

Ao abrir a roupa, havia uma carta escrita por Izabel Teixeira de Magalhães para o filho José Maria, que residia em Montes Claros, norte de Minas. Tremendo, Marlene andava de um lado para o outro sem saber onde esconder o papel. À noite, quando chegou em casa, leu o conteúdo da correspondência e se sensibilizou com o pedido de socorro feito pela mulher. No dia seguinte, colocou a carta no correio. Sabia que o gesto poderia lhe custar o emprego, mas sentia-se na obrigação de fazer algo por aquela senhora.

Em 17 de junho de 1984, domingo, Marlene estava de folga do trabalho. Havia saído de casa para fazer compras e, ao retornar, encontrou um bilhete: "Ligar para José Maria no Hotel Palace". O filho de criação de Izabel havia chegado a Barbacena e ido até o hospital procurar pela remetente da carta. Descobriu que Marlene trabalhava no pavilhão Crispim, mas não a encontrou por lá. Ainda no ônibus que o levara até a cidade, ele obteve informações de como encontrar o bairro dela. Sem sucesso na procura, deixou o recado com um parente da funcionária. Quando soube da visita do rapaz, a funcionária sentiu-se feliz apesar do medo de sofrer retaliação. Ela tinha sido útil para alguém que não sofria de doença mental. Izabel havia sido internada compulsoriamente pelo marido. A presença de José Maria colocaria fim ao pesadelo da mãe. Marlene telefonou para ele no hotel e o convidou para jantar em sua casa. Conversaram sobre o destino de Izabel, tida como desaparecida pela sua família. Marlene acabou descobrindo que uma briga por herança foi um dos motivos por que encaminharam Izabel para lá. Ainda de casa, a funcionária telefonou para o hospital e pediu para falar com a paciente, que ouviu a voz do filho pela primeira vez, após quase um ano longe de casa. Os dois choraram.

O reencontro familiar aconteceu no dia seguinte e foi selado por um longo abraço. Na saída do hospital, a agora ex-paciente do Colônia aproximou-se de Marlene e a beijou:

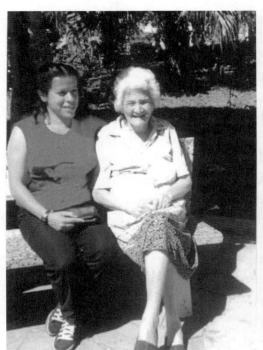
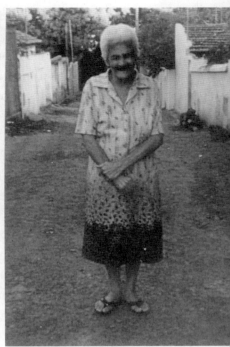
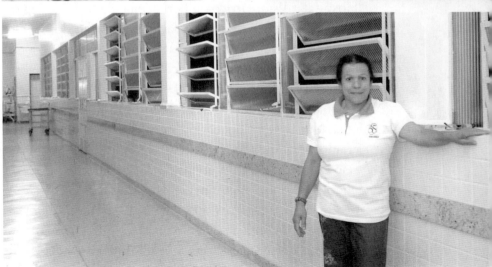

Acima, Marlene Laureano com a Sra. Izabel Teixeira.
Abaixo, Marlene Laureano em foto mais recente, quarenta anos depois
de pisar no hospital pela primeira vez. Ela continua trabalhando lá.

— Nunca mais vou me esquecer de você. Obrigada por tudo o que fez por mim.

As duas trocaram cartas por três anos. Marlene soube que a amiga estava morando com o filho e a nora no endereço de Montes Claros. Conseguiu, em agosto de 1987, visitá-la uma vez, passando o dia com ela na casa do interior de Minas. Caminharam pela cidade de braços dados. Nessa época, a mãe de José Maria estava enfraquecida e começava a dar sinais de adoecimento. Pouco tempo depois, Izabel morreu em casa, vítima de câncer, ao lado do filho.

Marlene seguiu desconstruindo regras, vendo humanidade onde a maioria só enxergava escória. Acolheu em vez de segregar. Incomodou por acreditar que a recuperação caminha lado a lado com o cuidado. Em 2008, foi eleita Funcionária Lição de Amor entre os colegas que hoje integram a estrutura composta pelo Centro Hospitalar Psiquiátrico de Barbacena e o hospital regional, ambos geridos pela Fundação Hospitalar do Estado de Minas Gerais (Fhemig). O prêmio é concedido pela instituição com base na votação realizada pelos colaboradores e internos. O reconhecimento da comunidade tocou a mulher que fez da assistência aos pacientes a sua vida. Nunca se casou, e, por presenciar o sofrimento das crianças da unidade, decidiu não ter filhos. Seu maior receio era dar à luz uma criança com doença mental. Não queria que um filho seu tivesse que passar pelos mesmos preconceitos impostos aos meninos de Barbacena. Só então se deu conta de que tinha visto mais do que julgou ser capaz de suportar. Mas o título de mãe lhe foi dado por dezenas de pacientes que encontraram nela tratamento digno. Apesar de ter tentado fazer a diferença, ela partilha com outros funcionários o arrependimento por ter compactuado com os abusos.

— A tristeza que sinto ao olhar para trás é não ter conseguido achar saída. Como eu não tinha formação superior, sempre soube que não seria ouvida, fiquei porque tinha esperança de que, um dia, as coisas mudariam. Hoje penso que cada um passa pelo que tem que passar. Acho que estava escrito. Esta é a primeira vez que consegui contar esta história. Foi bom ter dividido com alguém. Consegui falar sem chorar.

Dez anos. Essa é a expectativa de sobrevida dos 170 pacientes que seguem internados, como crônicos, no Centro Hospitalar Psiquiátrico de Barbacena (CHPB). É também a estimativa de tempo para que o ciclo dos porões da loucura se encerre. Com a futura transferência de 120 pacientes para os módulos residenciais, apenas sessenta internos permanecerão no Departamento A. Em 2005, época em que o hospital regional foi implantado nos antigos pavilhões Afonso Pena e Arthur Bernardes, um projeto iniciado em 1992, a intenção era unir a psiquiatria e a clínica médica, garantindo a extinção do velho Colônia, o que ainda está em processo de consolidação. O resultado é que todo o complexo, formado pelo regional e pelo Centro Psiquiátrico Hospitalar, emprega hoje cerca de mil funcionários para 300 leitos. Embora a Fundação Hospitalar de Minas Gerais, responsável pelas duas unidades, tenha a formação de novos profissionais como sua vocação, enxugar essa estrutura cara e inchada e promover a fusão dos dois hospitais está entre os desafios do Estado. Do total de vagas disponíveis hoje, 170 são destinadas aos doentes mentais cronificados pela instituição; trinta, ao atendimento de casos agudos da psiquiatria; e cem, a outras especialidades médicas. Outras vinte fazem parte do projeto de dependência química.

Quando o Colônia for finalmente desativado com a saída de todos os pacientes asilares, os prédios do lendário manicômio poderão ganhar nova destinação em uma cidade carente de espaços públicos. Uma das ideias é a transformação da área em centro de convivência. É a chance de os moradores que sempre deram as costas para seu hospício o encararem e o revisitarem, a partir da implantação de projetos culturais e de inclusão. Mas o fim dos pacientes não será o último capítulo da história que apenas começa a ser revelada. Se o Colônia foi o que fez mais vítimas no país, cerca de 60 mil brasileiros entre 1930 e 1980, a tragédia que ele produziu está longe de ser superada.

Em 2004, uma inspeção nacional realizada nos hospitais psiquiátricos brasileiros pela Comissão Nacional de Direitos Humanos do Conselho Federal de Psicologia e do Conselho Federal da Ordem dos Advogados do Brasil encontrou condições subumanas em vinte e oito unidades. Considerada uma das maiores vistorias feitas no país, o trabalho alcançou dezesseis estados e revelou que, de norte a sul do país, ainda prevalecem métodos que reproduzem a exclusão, apesar dos avanços conquistados com a aprovação de leis em favor da humanização das instituições de atenção à saúde mental e da consolidação de instrumentos legais comprometidos com os direitos civis dos pacientes psiquiátricos. Nessas unidades foram encontrados celas fortes, instrumentos de contenção e muitos, muitos cadeados, além de registros de mortes por suicídio, afogamento, agressão ou a constatação de que, para muitos óbitos, simplesmente, não houve interesse em definir as causas. O alerta para o risco de reprodução "bruta e silenciosa do modelo manicomial" foi então dado pelos presidentes dos dois conselhos, à época, Marcos Vinícius de Oliveira Silva e José Edísio Simões Couto.

De lá para cá, os discursos ganharam novo viés, como a necessidade de extinção dos leitos de baixa qualidade, com a garantia de contratação de leitos psiquiátricos em hospitais gerais. E apesar dos equívocos e acertos na construção de um novo paradigma para a saúde pública, a loucura ainda é usada como justificativa para a manutenção da violência e da medicalização da vida. É como se a existência pudesse ser reduzida à sua dimensão biológica e para todos os sentimentos existisse um remédio capaz de aliviar sintomas e de transformar realidade em fuga.

Compartilhar o sofrimento de Conceição Machado, Sueli Rezende, Silvio Savat, Sônia Maria da Costa, Luiz Pereira de Melo, Elza Maria do Carmo, Antônio Gomes da Silva e outros tantos brasileiros que resistiram ao nosso holocausto é uma maneira de manter o passado vivo. Tragédias como a do Colônia nos colocam frente a frente com a intolerância social que continua a produzir massacres: Carandiru, Candelária, Vigário Geral, Favela da Chatuba são apenas novos nomes para velhas formas de extermínio. Ontem foram os judeus e os loucos, hoje os indesejáveis são os pobres, os negros, os dependentes químicos, e, com eles, temos o retorno das internações compulsórias temporárias. Será a reedição dos abusos sob a forma de política de saúde pública? O país está novamente dividido. Os parentes dos pacientes também. Pouco instrumentalizadas para lidar com as mazelas impostas pelas drogas e pelo avanço do crack, as famílias continuam se sentido abandonadas pelo Poder Público, reproduzindo, muitas vezes involuntariamente, a exclusão que as atinge.

O fato é que a história do Colônia é a nossa história. Ela representa a vergonha da omissão coletiva que faz mais e mais vítimas no Brasil. Os campos de concentração vão além de Barbacena. Estão de volta nos hospitais públicos lotados que continuam a funcionar precariamente em muitas outras cidades brasileiras. Multiplicam-se nas prisões, nos centros de socioeducação para adolescentes em conflito com a lei, nas comunidades à mercê do tráfico. O descaso diante da realidade nos transforma em prisioneiros dela. Ao ignorá-la, nos tornamos cúmplices dos crimes que se repetem diariamente diante de nossos olhos. Enquanto o silêncio acobertar a indiferença, a sociedade continuará avançando em direção ao passado de barbárie. É tempo de escrever uma nova história e de mudar o final.

Posfácio

A primeira vez que vi as fotos do Hospital Colônia feitas, em 1961, pelo fotógrafo Luiz Alfredo para a revista *O Cruzeiro*, fiquei profundamente impactada. Nunca tinha me deparado com nada parecido, a não ser as imagens dos judeus presos e assassinados na Alemanha Nazista. Não encontrei palavras para descrever tudo aquilo. Afinal, do que se tratava? De um hospital ou de um campo de concentração brasileiro?

O ano era 2009. Eu tinha ido fazer uma entrevista com o psiquiatra mineiro José Laerte, e foi ele quem me mostrou o livro *Colônia — uma tragédia silenciosa*, editado pela direção do Centro Hospitalar Psiquiátrico de Barbacena (CHPB), em 2008, com o apoio do Governo de Minas. Esse livro, que fazia uma retrospectiva do atendimento naquele lugar e destacava os avanços alcançados pelo SUS, reproduz parte das fotos de Luiz Alfredo. Isso significa que tive acesso a elas 48 anos após terem sido tiradas.

Ao ver aqueles corpos sem alma, senti uma vontade imensa de encontrar os sobreviventes, se é que existiam alguns. Meu desejo imediato foi investigar o destino daquelas pessoas congeladas pelas lentes do brilhante Luiz Alfredo. Eu simplesmente precisava ouvi-las.

Mas não consegui começar a minha busca naquele ano. Outras pautas demandavam a minha atenção no jornal em que trabalhava. Em 2011, quando as fotos de Luiz Alfredo completaram 50 anos, fiz um apelo junto às minhas editoras sobre a necessidade de encontrar os ex-pacientes. Aliás, esse foi o compromisso que assumi comigo mesma quando conheci o Colônia por fotografia: contar essa história para o maior número de pessoas possível.

Quando, finalmente, pude iniciar minha investigação, me vi diante de um dilema pessoal. Tinha acabado de dar à luz o meu filho, por isso sair em busca das pessoas fotografadas havia 50 anos significava interromper a amamentação do meu bebê de cinco meses. Foi então que meu marido me disse a frase que jamais esquecerei: "Vá, porque eu sei que você precisa contar essa história." Olhei para meu filho Diego e pensei que faria de tudo para que a minha geração, a dele e a de todos os filhos que viriam depois soubessem o que se passou no Brasil entre 1903 e 1980, quando milhares de pessoas perderam a liberdade, a esperança e a vida em um lugar criado para abrigá-las e tratá-las.

Parti para Barbacena com as fotos do Luiz Alfredo nas mãos. Perguntei para todo mundo que encontrei se algum rosto ali era conhecido e se sabiam do paradeiro dos sobreviventes. Várias vezes, fui a endereços que me indicaram, mas as pessoas que encontrei não eram as das fotos. Foi decepcionante. Mas insisti. Em nova tentativa, consegui localizar o primeiro de dezenas de sobreviventes que identificaria mais tarde — uma das maiores emoções que senti. Foi também o momento em que tive a certeza de que tudo aquilo acontecera de verdade, porque, apesar da existência das fotos de Luiz Alfredo, era como se eu não quisesse acreditar em tamanha dor.

Aos poucos, fui tomando consciência da dimensão daquela tragédia. Comecei a ouvir mães que não puderam amamentar seus bebês, porque foram separadas deles logo no parto. Sendo que eu, quando voltava para casa, tinha meu filho nos braços para ninar e beijar. O fato é que fui arrebatada pelas vozes dos sobreviventes. Eu não sabia que eles nunca tinham sido procurados e que estavam falando pela primeira vez sobre sua experiência.

Com o tempo, fui percebendo a urgência de encontrar os ex-pacientes para dar nome e sobrenome a cada um. É que, a cada fim de semana que voltava a Barbacena, eu recebia a notícia de que mais um do grupo de 160 sobreviventes daquele período havia morrido. Saber que eu não teria tempo de ouvir todos eles me desesperava. Por isso, eu tinha pressa, só que pressa não combina com jornalismo em profundidade.

Lidar com as mortes do presente e do passado mexeu muito comigo. Perceber que os laços afetivos daqueles indivíduos tinham sido bruscamente rompidos pela internação permanente no Colônia também. Eu havia traçado uma estratégia para fazer uma escuta qualificada de todos os que me ajudariam a contar aquela história: não julgaria ninguém. Procurei, ainda, olhar para cada um dos entrevistados com os olhos de uma época em que os psicofármacos ainda eram novidade no Brasil, tempo no qual os tratamentos eram apenas experimentos. Lembrei-me da cultura higienista de um país que segregava todos que eram considerados diferentes. Isso me fez compreender muitas coisas. No entanto, confesso que não encontrei respostas que justificassem a morte de pessoas por frio, abandono e fome. Isso para mim representava tortura, algo incompreensível em qualquer época.

Entrar naquele universo me fez deixar o meu. Precisava me entregar por inteiro à história daqueles que eu não queria que morressem da mesma forma que viveram — no anonimato. Foram dois anos dificílimos. Fiquei ausente em casa e tive medo de ser esquecida ou menos amada pelo meu filho. Era duro ligar para meu marido e ver que todos estavam reunidos, menos eu. Mas a necessidade de registrar o passado do Colônia me encorajava a prosseguir.

Confesso que só descobri a real dimensão desse trabalho após a publicação do *Holocausto brasileiro*. O livro, que já ganhou 20 edições e agora é novamente reeditado por sua importância histórica, me mostrou o quanto esse hospital marcou a vida de milhares de brasileiros. Desde a publicação da primeira edição, em junho de 2013, passei a receber e-mails diários de pessoas que descobriram, após lerem o livro, que tiveram parentes internados naquele local: avós, tios, primos, irmãos, mães.

Não me esqueço do dia em que André Almeida, funcionário da auditoria militar de Juiz de Fora, me escreveu contando que o pai dele, o aposentado José Carlos Almeida, havia identificado a mãe em uma foto do meu livro. "Ele não para de chorar e eu não sei o que fazer", revelou. Eu me ofereci para conversar com ele, mas, como o encontro não aconteceu, mantivemos o contato. Disse a ele que, se fizéssemos um documentário sobre essa história — a HBO já havia me procurado propondo a realização de um filme —, eu gostaria de entrevistá-lo.

Os anos se passaram e, em 2015, liguei para André a fim de convidar ele e o pai para conhecer o local do antigo hospital e, quem sabe, dar um depoimento para o documentário cujas filmagens haviam sido iniciadas. Os dois aceitaram e viajaram até Barbacena para um encontro com o passado. A ideia deles era tentar encontrar algum registro da passagem de Leonor Correia de Almeida, mãe de José Carlos, pela instituição. O diretor do filme, Armando Mendz, havia sugerido que a equipe ficasse a postos gravando tudo, afinal, diferente das outras entrevistas, aquela estava "em aberto", já que nós não sabíamos o que aconteceria e nem como José Carlos reagiria ao pisar no antigo Colônia.

Logo que ele chegou ao local, perguntei ao aposentado se tinha sido o pai dele quem internou a esposa ali. José Carlos não sabia, disse que não podia afirmar isso. Continuamos andando até chegarmos à antiga ala feminina do hospital, o Pavilhão Antônio Carlos, onde o dormitório havia sido transformado em uma espécie de arquivo. Por curiosidade, André pegou aleatoriamente os livros de registro. Folheou dezenas de páginas, mas o pai lhe disse que era preciso ter tempo para fazer a busca.

Minutos depois, no entanto, André localizou o registro da avó em um livro de 1956. Nele, constava que Leonor havia sido levada para lá em julho daquele ano pelo marido. Uma observação no livro ligava todos os pontos até então obscuros para José Carlos: "A pedido do esposo da paciente, Jorge Severino, o sobrenome de casada de Leonor foi substituído pelo de solteira." Assim, como Leonor Correia de Castro, ela dificilmente seria encontrada pela família. Tal revelação soou como uma bomba aos ouvidos de José Carlos. Ali, diante de nós e das câmeras, ele havia descoberto a verdade sobre seu passado, encontrado respostas para o "abandono" materno. O aposentado chorou feito a criança que nunca pôde ser. Sua infância havia sido roubada pelo pai e pelo Colônia. Toda a equipe no set de filmagem também chorou. Choramos pelo infortúnio de José Carlos e de milhares de brasileiros separados de quem amavam.

Choramos pelos descaminhos da saúde mental no Brasil, cujo passado manicomial ainda nos assombra.

Holocausto brasileiro se mostrou um divisor de águas na minha carreira. Desde o lançamento, em 2013, o livro foi adotado por quase todas as faculdades de psicologia, jornalismo, medicina, sociologia, direito e filosofia no país, além de diversas escolas de ensino fundamental e médio. De lá para cá, recebo mensagens de todos os cantos do Brasil de futuros psicólogos afirmando que, após sua leitura, se tornaram profissionais melhores. De estudantes de direito que também garantem que a obra foi importante para sua formação. Aliás, o livro inspirou milhares de dissertações, teses e artigos de graduação, mestrado e doutorado. Se o conteúdo da obra foi transformador para milhares de leitores, imagine para quem o escreveu? Este livro me fez perceber a importância de se construir a memória coletiva do Brasil, uma forma de se buscar justiça.

Sei que nada disso muda o fato de 60 mil pessoas terem morrido no Colônia. Mas saber que o *Holocausto brasileiro* tem ajudado a modificar o olhar para o tratamento que durante décadas foi oferecido a portadores de doença mental é encorajador. Hoje, uma grande parcela da população brasileira já compreende que o atendimento em liberdade é um direito e que é preciso reconhecer a dívida histórica do Estado brasileiro com todos aqueles que tiveram sua dignidade confiscada entre muros hospitalares. E, apesar de o livro ter colocado o tema de volta à agenda pública no país, ainda vivemos sob o risco de retrocesso e de retorno de um modelo que vitimou crianças e adultos, condenando cada um a viver como sombra de si mesmo.

Ao entrevistar Manuel Nascimento, um ex-menino de Barbacena, sobre seu passado no Colônia, ele — atualmente idoso e com muitas sequelas causadas pelos anos de internação — contou que fora levado para o hospital pelo seu pai. "Ninguém veio me visitar", disse. Perguntei, então, se sentia falta do pai, que o abandonara. A resposta veio em forma de navalha: "Eu sinto saudades do meu pai até hoje."

Se fosse só por Manuel e José Carlos, já teria valido a pena o esforço para que essa história se tornasse, de fato, conhecida. Por eles, por Sônia e por Machadinho, que faleceram após a publicação do livro, por Sueli e por Cabo, por cada um de nós. Escrever *Holocausto brasileiro* foi a forma que encontrei de lembrar que não podemos jamais nos esquecer das vítimas da omissão coletiva. Afinal, a literatura é um dos caminhos para o reencontro com nossa humanidade.

Daniela Arbex

Créditos das imagens

Arquivo público mineiro: 40
Daniela Arbex: 23, 33, 36, 38, 55 (abaixo), 64, 78, 80, 83, 88, 89, 94, 97, 102 (à direita), 109 (abaixo), 113, 117, 124, 138 (à esquerda), 153, 154, 171, 183, 195, 209, 215, 219, 222, 226, 235 (à direita), 253, 265 (duas fotos acima)
Cibele Aquino (arquivo pessoal): 102 (à esquerda)
Débora Soares (arquivo pessoal): 127
Edson Brandão. Acervo CHPB-Fhmig: 255
Humberto Nicoline: 235 (à esquerda)
Jairo Toledo (arquivo pessoal): 249 (acima)
Luiz Alfredo/Fundação Municipal de Cultura de Barbacena: 1, 12, 18, 19, 26, 30, 44, 46, 47, 51, 55 (acima), 56, 60, 61, 72, 73, 92, 102, 104, 105, 118, 119, 127 (à esquerda), 132, 133, 138 (à direita), 146, 147, 172, 173, 178, 180, 186, 188, 189, 197, 200, 201, 211, 213, 216, 224, 228, 230, 231, 236, 241, 244, 245, 258, 259 e encarte
Napoleão Xavier: 27, 67, 100, 109 (acima)
Roberto Fulgêncio/ Tribuna de Minas: 70, 71, 101, 249 (abaixo), 265 (abaixo)
Ronaldo Simões Coelho (arquivo pessoal): 207
Tânia Cristina de Paiva (arquivo pessoal): 141

1ª edição • Março de 2019
Reimpressão • Março de 2025
Impressão • Bartira
Papel de capa • Cartão Supremo Alta Alvura 250 g/m²
Papel de miolo • Lux Cream 60 g/m²
Tipografia • Simoncini Garamond